CARE

Good Care ,
Good Living

CARE

Good Care ,
Good Living

CARE

Good Care ,
Good Living

care 67

謝松洲談免疫風濕病

類風濕性關節炎與乾燥症

作　　者：謝松洲
插　　畫：小瓶仔
責任編輯：劉鈴慧
美術設計：張士勇
校　　對：魏秋綢
出 版 者：大塊文化出版股份有限公司
台北市105022南京東路四段25號11樓
www.locuspublishing.com
讀者服務專線：0800-006689　TEL：(02) 87123898　FAX：(02) 87123897
郵撥帳號：18955675　戶名：大塊文化出版股份有限公司
法律顧問：董安丹律師　顧慕堯律師
版權所有　翻印必究

總 經 銷：大和書報圖書股份有限公司
地　　址：新北市五股工業區五工五路2號
TEL：(02) 89902588 (代表號)　FAX：(02) 22901658
製　　版：瑞豐實業股份有限公司
初版一刷：2020年1月
初版二刷：2022年12月
定　　價：新台幣350元
ISBN：978-986-5406-37-0
Printed in Taiwan

謝松洲談免疫風濕病

類風濕性關節炎
與乾燥症

謝松洲／著

目錄

序

當類風濕性關節炎治療
不再是不可能任務

謝松洲 / 自序

　　類風濕性關節炎，是以關節炎為主要表現的免疫風濕病中最重要的典型代表，類風濕性關節炎與血清陰性關節炎基於臨床表現、血清學檢查、治療及預後的雷同與不同，互為兩大風濕免疫性關節炎的代表。

　　早在文藝復興時代的畫作中，就有類風濕性關節炎的出現，直到十九世紀才被正式歸類出來，但早期治療有限，病人只能承受關節炎的痛苦及破壞變形。到 1950 年代，類固醇的出現，給了病人第一道曙光，但仍停留在所謂「臨床症狀的緩解」，潛在的疾病仍默默在進展、延續破壞。1960 年後陸續有各種免疫調節藥物問世，疾病及血清學的緩解或成為可能，但仍受

限於療效及副作用的限制。到了 1990 年進入「標靶治療」生物製劑的時代，一舉讓風濕病治療的理想、從臨床症狀的緩解、血清學的緩解，甚至組織結構破壞的緩解成為可能；類風濕性關節炎是第一個治療可以達標的風濕病。

當類風濕性關節炎治療的目標「緩解」不再是不可能的任務，卻仍有許多病人會擔心藥物副作用，因而延誤治療甚至拒絕就醫。藥物難免有風險，但風險高低和病情息息相關，更何況疾病本身潛在風險也不見得低於藥物的副作用。目前各種臨床資料顯示：類風濕性關節炎本身就會增加感染、腫瘤等風險。同時長期疾病活性也容易併發乾燥症、間質性肺炎等併發症；因此呼籲：越早期治療疾病越容易緩解，藥物越可以減少，也更不會併發其他組織、器官的病變。

本書從類風濕性關節炎出發，介紹這疾病的成因、病程，以及治療新知。藉由對關節炎的解析、環

境中常見變數的影響、治療觀念與迷思，同時藉助於與常見急性關節炎痛風的對比，有助於對於關節炎的認識及自我健康的照護。同時介紹類風濕性關節炎及其他風濕病常見併發症如乾燥症、間質性肺炎；尤其是乾燥症這個免疫風濕病最常見的併發症，常常慢慢默默地侵蝕病人的健康而不自覺，一些鮮明案例更凸顯風濕病與日常生活的息息相關，從風濕病特性中看到風濕病可能沒有想像中少見。

對於疾病最重要莫過於治療及預後，過去風濕病談治療常常是遙不可及，今天在 1990 年代風濕病已跨入另一個治療的里程碑，雖然仍有進步的空間，但是疾病的緩解已不再是不可能的任務，認識風濕病也將更形重要。

導讀
什麼是「風濕病」

「風濕病」與「自體免疫病」

　　風濕病最主要的特點之一就是臨床進展的差異性，有些時候來得又急又猛，有些時候就是很輕微，慢慢累積破壞，這些慢慢來的其實是更容易被忽略，但不一定就是比較輕的。風濕病的另一大特點就是臨床表現非常多樣化，至於最大特點是大多數的免疫風濕疾病，都以女性為主要好發族群，而類風濕性關節炎也不例外。

　　一般來說，風濕病可以簡單分成廣義風濕病，或者狹義風濕病；典型的臨床表現可能不易被忽略，例如紅斑狼瘡的蝴蝶斑，可是在臨床上，因為風濕病症狀表現的差異性及多樣性，一些非特異性的臨

床表徵，例如乾燥症的口乾或嘴破，還是容易被忽略風濕病已悄悄到來。

廣義的風濕病

「風濕病」或「自體免疫病」，只要任何影響到骨骼、肌肉、結締組織等這些軟組織的疾病，其實都是叫風濕病。大家比較熟悉的，像退化性關節炎、痛風性關節炎，或者纖維肌痛症或肌筋膜疼痛症候群。以廣義風濕病來看，任何結締組織、軟組織受影響的疾病或病變都算，只是背後的原因不一定是在免疫系統。

退化性關節炎，是使用過度或受傷，或隨著時間累積、老化，所導致的變化。就像很多物品長期

使用後一定是會耗損，功能上會受到影響。

　　像運動選手，除了隨著年紀退化是不可避免的自然因素外，運動選手也常比較容易有退化問題；主要是運動選手除了個人體質以外，訓練其實都在挑戰極限。當一個選手常常超過人體原本的設計，或者一再挑戰身體能夠耐受的程度，相對來說，他耗損或退化的機率就比較高、比較嚴重。

狹義的風濕病

　　以現在的觀念來說，指的是「自體免疫病」，以大家比較熟的，像全身性紅斑狼瘡、類風濕性關節炎、僵直性脊椎炎；或者大家比較不熟悉，但並不是那麼罕見、少見的，像抗磷脂質症候群、乾燥症，都算免疫系統所導致的風濕病。這些免疫風濕疾病的發病通常必須要有遺傳的背景，如果沒有遺傳背

景就不會發病，但更重要是要再加上了環境的誘因。

紅斑性狼瘡是最典型的風濕病

好發在比較年輕的女性族群，通常是青春期以後。類風濕性關節炎的族群其實也是女性為主，主要是女性荷爾蒙在免疫調控裡一直扮演著非常重要的角色，因為女性負有繁衍下一代的任務，所以在免疫的調控上必需精準有效保護母親與胎兒。

婦女懷孕，對免疫是一個很大的挑戰，因為胎兒對母體來說類似外來的移植個體，像器官移植一樣，母體在遺傳背景下會去排斥，所以免疫系統需要調整，媽媽才能順利懷孕、保住胎兒。但是又不能為保胎兒而把媽媽的免疫系統打趴，這樣很容易就導致母體的抵抗力太差。因為免疫系統最主要的初衷，就是避免個體受到外來不管是病原菌或者有害物質的傷害，母體免疫太差容易受傷害，間接也

會影響懷孕的順利。

在這自然的人體防護免疫系統機制裡，因為懷孕而適當壓低母體的免疫系統，又不能完全打趴，其中女性荷爾蒙扮演了很重要的因素；這也就是在大部分的風濕病裡面，女性總是佔比較多數的原因。類風濕性關節炎的發病年齡，相較於紅斑性狼瘡，大概晚了十年左右。

因「環境誘因」而發病的免疫風濕病

以類風濕性關節炎來說，環境的誘因有時候又比遺傳來得更重要，因為在很多的自體免疫病或者風濕病的統計，即使是同卵雙生，譬如紅斑性狼瘡，同時發病的機率也不過兩、三成；同樣遺傳背景的族群，其實生活在不同的環境下，發病比率也不一樣。

像近年來風濕病逐漸增加，有些學者的看法是

因生活環境變了，會暴露於環境的發病誘因可能也
就不一樣，例如食物的來源、種類、紫外線種類強
弱……導致病人的人數增加。當然有一部分也許因
衛教較為普及，大家對疾病熟悉了，所以會被提早
診斷出來。另外是治療的進步，也會讓病人願意就
醫，壽命得以延長，這些都可能是風濕疾病增加的
一些背景因素。

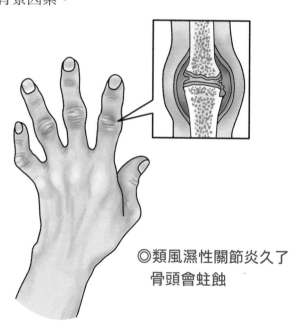

◎類風濕性關節炎久了
　骨頭會蛀蝕

　　如果骨頭因類風濕性關節炎久了而蛀蝕，就會變形破壞，會受影響的像手的小關節，有的人顳顎關節也會，以至於影響了咬合。類風濕性關節炎發炎久了預後不好，也會侵犯頸椎的第一二節關節，影響韌帶固定等問題，有時候甚至會造成脫臼，萬一嚴重脫位壓到脊髓，可能影響生命或導致下半身不遂。

纖維肌痛症

　　纖維肌痛症 (fibromyalgia) 是近年來熱門的一個醫學病症，有時候被戲稱為公主病或痛痛症，困擾著許多人的一個疾病狀態。肌筋膜疼痛症候群 (myofascial pain syndrome) 則是一個古老的疾病，兩個症候群都訴說著被頑固疼痛所困擾禁錮的身體和心靈。

以現在的醫學認知，疼痛的來源都在於過度敏感與被激發的中樞神經反應，在類似的病理機轉下，還是有臨床表現上的差異。

　　一般來說，「肌筋膜疼痛症候群」是局部激發點疼痛、較短期疼痛及較少身體合併症狀；「纖維肌痛症」則是全身性廣泛痛點、長期慢性疼痛及較多其他附帶身體症狀。因此有些學者將肌筋膜疼痛症候群歸在纖維肌痛症的一個亞型。

　　纖維肌痛症的範圍很廣了，不管是狹義的、廣義的風濕病，都很容易造成纖維肌痛症；而纖維肌痛症常常是很多疾病的一個終極表現，主要的原因一開始是人體肌肉的過度負荷導致一些代謝問題，代謝物的累積導致的肌肉收縮循環不足，造成臨床上的痠痛難解、無法耐受，但不一定都是免疫系統

疾病造成，也不一定是單純代謝等等造成，其實是很多疾病一個「共通的結果」。纖維肌痛症現在也知道最終是跟神經系統有關，是長期疼痛後所導致的神經失衡。

近年來的一些研究顯示，纖維肌痛症的最終路徑，來自於神經系統的過度激發與過度敏感，周邊神經對於外來的刺激反應被加強了，對於輕度刺激被過度放大，回傳中樞神經系統，而神經系統在不斷被過度激發下，也變得過度反應周邊進來的訊息，形成不斷放大的迴路。因此近年來的治療也走向緩解過度神經反應的一些藥物如抗癲癇藥物、緩解情緒藥物，同時也常併用多種藥物去阻斷不同機轉的神經系統失衡。

纖維肌痛症的臨床表現

最主要就是會到處痠痛的問題，表現在身上是

很多的疼痛點，比如某些的肌腱韌帶位置是特別容易發作。在早期診斷肌筋膜疼痛症候群，常常有一個表格，檢查身上有哪些痛點若超過了一定數目，就可能要懷疑這個疾病。現在纖維肌痛症臨床上有評估表，填寫有哪些的疼痛，疼痛的情形，疼痛的位置，及疼痛外的臨床表現，例如：有沒有疲累，造成睡眠障礙、情緒問題，尤其是情緒低落等等問題。以前是算哪幾個痛點，現在有個表，打了分數綜合評估超過基準，就可能要懷疑纖維肌痛症問題。

纖維肌痛症的成因

比較需要注意的是，纖維肌痛症常常是一個果，而不是一個因！當纖維肌痛症治療效果不好或反覆來犯，可能要尋找病人有沒有其他的原因？睡眠品質如何？現代人睡眠問題真的越來越多，很多人都需要靠安眠藥，但是安眠藥沒有保證睡眠，安

眠藥有時候只是讓人覺得好像有得到了休息，但是真正要能休息還是得靠自我調適，才能夠真的放鬆、達到真正休息的效果。

　　纖維肌痛症的病人，更需要休息但睡眠品質通常又很差，就會一直累積這些的破壞，最後進入肌肉超過負荷變成不可逆，同時睡眠也嚴重受影響的惡性循環。現在很多的治療可以經由改善對這些疼痛的敏感度、改善睡眠，達到治療。不過有一部分的病人，純粹就只有纖維肌痛症沒有其他很明確的病因，只能靠神經肌肉緩和藥物；但是很多的關節炎，很多的疾病時間累積久了也會出現典型、或者不典型，完整、或不完整的纖維肌痛症。

纖維肌痛症的診斷標準

WPI： 過去一周疼痛部位		
顳顎關節	左	右
肩膀		
上手臂		
下手臂		
臀部		
大腿		
小腿		
背部		
頸部		
胸部		
腹部		
痛點合計		

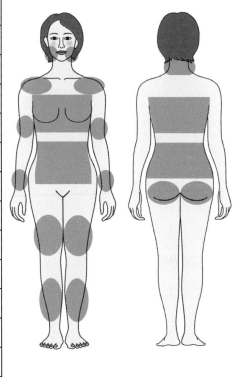

SS 病人在過去一周出現下列症狀嚴重程度

數字代表：0 沒問題

　　　　　1 輕微或間歇性

　　　　　2 中等程度不能忽視

　　　　　3 嚴重、持續影響到生活

1. 認知（記憶力、專注力等）不佳

　　□ 0　　　□ 1　　　□ 2　　　□ 3

2. 疲累

　　□ 0　　　□ 1　　　□ 2　　　□ 3

3. 醒來時覺得沒睡飽

　　□ 0　　　□ 1　　　□ 2　　　□ 3

病人在過去 6 個月曾出現下列症狀

4. 頭痛

　　□ 無　　　□ 有 =1

5. 下腹痛或絞痛

　　☐ 無　　　☐ 有 =1

6. 憂鬱

　　☐ 無　　　☐ 有 =1

SS 加總合計：　　　　　　　　　分

WPI：廣泛疼痛指數；SS：症狀嚴重度

診斷纖維肌痛症的標準是：

(1) WPI >=7，SS>=5，或 WPI 3-6，SS>=9，

(2) 症狀持續超過 3 個月，

(3) 已排除其他疾病因素。

　　纖維肌痛症的真正成因，目前並不完全清楚，但有些研究顯示遺傳、情緒、睡眠、內分泌等皆是可能的病因或誘因；除了部分患者找不出明確的潛在疾病，多數人或多或少都有可能的關聯性疾病狀

況。因此除了藉助藥物打破纖維肌痛症與神經失衡
間的惡性循環外，更重要的是去除這些可能的誘
因，其中睡眠尤其重要。失眠是纖維肌痛症最常見
的臨床表現，同時也是最重要的誘因之一，因此睡
眠的改善是治療最重要的拆解關鍵。

睡眠品質對肌肉休息是無可取代的

睡眠是很大的學問，臺灣一年處方所開出的安
眠藥數量實在有夠多，在國際上也算是驚人的，雖
然政府也有在控管，即使病人自己，也害怕養成依
賴安眠藥的習慣，可是不服用安眠藥又沒辦法入
睡，其實重點是，病人要能自己去調適，嘗試少用
安眠藥時也可以保證自然入睡的。

纖維肌痛症基本上的表現，是以疼痛為臨床上
最重要的表現，但本身可以是找不出病因、單獨的
一個疾病，一般會認為可能跟身體長期局部的循環

不好，肌肉的超過負荷，再加上睡眠品質不好，無法真正獲得休息所導致。

　　人如果沒有辦法熟睡、進入深層睡眠，肌肉是沒辦法完全得到放鬆，像常聽到的「鬼壓床」，半夜睡醒覺得全身癱瘓、動都不能動，那是因為在很深層的睡眠中突然醒過來。所以唯有在進入深層的睡眠中，肌肉才能得到完全的放鬆與休息，肌肉的循環才能改善。

　　睡眠是哺乳類、鳥類及魚類普遍存在的自然休息，在一些脊椎動物也有睡眠現象，顯示睡眠在自然界、在生物體，都是非常重要的生理功能；睡眠使生物處在低主動狀況，而有助於個體的修護及成長。俚語說的「一暝大一寸」便是反應出睡眠的重要性。

　　人的一生約有三分之一時間用來睡眠，以維持個體的健康；不過每個人的睡眠時間不同，有研究

顯示大多數人的理想睡眠時間是 6- 8 小時，時間太少或過多都是不利於健康，譬如每晚睡 10 小時的人，反而比睡 8 小時的人，早死風險增加了 30%，而睡眠超過 10 小時的人，中風、心血管疾病風險，更增加 50%。再次印證了「均衡」對於健康的必要與重要性。過與不及是健康最常見的迷思，即使是對健康再好，一旦過量反而常是傷害。

　　除了睡眠時間的長短，更重要是睡眠的品質，一般的睡眠週期，以腦電波及眼電圖來觀察，可分為「非快速動眼期」或「常型睡眠」，約佔睡眠期的 75%；其中淺眠期約 50%、熟睡期約 25%。以常型睡眠由淺眠到熟睡，期間整體生理功能降低、肌肉放鬆、腎上腺分泌減少，但生長激素增加、基礎代謝減少；但部分組織細胞蛋白質合成增加。換句話說，身體的休息與修復同步在「非快速動眼期」的常型睡眠。有別於常型睡眠就是異型睡眠或「快速

動眼期」約佔 25%，這階段腦波如淺眠或清醒期，伴隨眼球快速運動，同時身體動作較大、心跳呼吸加快、作夢也大多在這期間上演。睡眠週期就是由常型睡眠一至四期由淺眠到熟睡再到異型睡眠快速動眼期，約一到一個半小時重複循環，前半夜常型睡眠較多，後半夜則異型睡眠會延長；睡眠品質，便是取決於睡眠週期的完整及有足夠的熟睡期。

　　二戰期間，交戰國就有藉由睡眠剝奪，讓戰俘精神崩潰、進而能順從而被洗腦等等，可見睡眠對身心健康各層面有多重要。可以熟睡並有足夠的睡眠時間，卻是現代人一個常見的不可能的任務。回想兒時那段天塌下來也事不關己的歲月，無憂無慮，累了倒頭就睡，便知內心旁鶩常是良好睡眠的重要障礙之一，俗事、雜事、公事、私事，如何放鬆放下，能有足夠的好眠，是健康最重要的課題之一。

坊間的安眠藥除了少數可以改善睡眠品質外，多數就是讓人「有睡覺的感覺」罷了；有些還只是「假象」，當事人覺得睡著了，但還可以開冰箱吃吃喝喝、夢遊四處走走四處閒晃；以至於不少人擔心安眠藥上癮或副作用傷害而對安眠藥敬而遠之。

　　有睡眠問題的讀者朋友們，如果無法從生活習慣上做修正或改變，退而求其次依賴安眠藥的輔助、相對來說還是比睡眠剝奪的風險來得小，同時也減少睡眠障礙對健康的衝擊。

　　纖維肌痛症的人，常見的共通點是睡眠品質不好，明明身體很累、需要休息，睡眠品質又不好，就會一直累積破壞，最後肌肉超過負荷，成為不可逆的疼痛損傷，睡眠當然也嚴重的受影響。現在很多的治療，改善對疼痛的敏感度，會從改善睡眠做

起，期望能達到治療的目的。

睡眠是可以改善纖維肌痛症很重要的因素，因為我們肌肉的這些關節、軟組織，幾乎只有在人進入熟睡狀態後，才比較容易得到充份的休息與修復。

也許病人一開始的問題不是單純的睡眠，但這些疼痛也會導致睡眠障礙，睡眠障礙又會加重疼痛的不舒適感，致使神經系統對疼痛過度反應。

總有病人很困惑：「纖維肌痛症，如果要看病，應該要看哪一科？如果這病又是很多病共通結果的話？」

我會告訴病人：「通常是要先找出纖維肌痛症的源頭，不管是關節炎造成的，或者自體免疫病造成

的，或者個人的休息品質、睡眠障礙所造成的，治療要用的藥物可能就不完全相同。」

　　纖維肌痛症的病人，到醫院求診，可能會先遊走在各科，比較常見的可能先去看疼痛科、從骨科找關節問題、家醫科……但我建議，還是要抽絲剝繭去找出疾病真正的源頭是什麼？

疼痛，也是生命徵象之一

　　早期生命徵象基本要素，是體溫、脈搏、呼吸、血壓，但現在加上第五個生命徵象，就是「疼痛」！

　　疼痛是告訴我們身體出了狀況的警訊，或者有什麼危險傷害需要去避免，因此疼痛是通知個體將有所危害的警訊。但疼痛牽涉更重要的是，在周邊或者身體哪個器官組織暴露了什麼危險，這有害物質警訊經由神經傳導引起危機信號，身體會警告哪

個部位可能暴露到什麼有害物質，需要躲避或緊急處理。但解讀是痛？還是痠？還是麻？牽涉到學習及經驗。像很多軍人被訓練不可以喊痛，所以戰場即使被開膛破肚、手腳骨折，哼都不哼一聲。好比三國時的關公，割骨療傷眉都不皺一下，其實不是不會痛，是因為他被賦予了不能喊痛的英雄形象，以意志力強力壓抑控制，說服自己那個不算痛。

　　纖維肌痛症為什麼會用很多神經緩解的藥物？是當疼痛傳遞來源如果沒辦法解決，一再反覆傳遞後，身體的調控機制就會變敏感、放大，久了以後就會變成不可逆。纖維肌痛症有一部分的機制，是來自於反覆外來疼痛的不能解決，中樞神經被激發變成更敏感，所以當外界即使有一點風吹草動、不怎麼樣的刺激，體內的解讀常常被放大。所以疼痛其實是非常複雜的徵候，藉由神經的回饋機制保護個體，可是一旦過度反應便造成了健康的問題。

纖維肌痛症到後來有的人需要用很多神經緩解藥物，其中最大原因是反覆刺激後，神經變成過度敏感，沒辦法完全緩解，用藥只是讓神經對反應不再過度或比較不敏感，但還是要找出源頭，如果可以解決使病人不疼不痛，可以安然入睡，打破這個惡性循環，其實神經是可以慢慢修復回來。

關節炎的病人很痛、活動力下降，復健方式重點在怎樣去維持肌肉力道、分攤關節的受力，避免因活動減少導致肌肉的萎縮及關節的攣縮。像有些中風病人神經受損，怎樣去訓練殘餘的肌肉，讓肌力與肌耐力增強利用效率，使關節功能得到部分的恢復。

因為神經會代償，當一部分受損，如果藉由訓練去改變神經的管控，有些正常的神經，是可以去代償已失去神經的功能。若能越早治療，能夠代償回來的機率越高，就像我們常常講的：「風濕病的治療現在進步這麼多，像纖維肌痛症，如果能越早接受治療，打破惡性循環是有可能的，可是如果等病根深柢固後，結構也有所改變，這時再多的藥物反應可能也很有限。」

其實疼痛感覺初始，是為了保護個體免於受到傷害，痛覺是這樣產生的，舉例來說，手被燙到，這個「燙傷的感覺」是學習來的。類似這樣導致人體不適的刺激，經由神經傳導，頭腦把這種感覺解釋成是「疼痛」，經由學習，若再遇上會燙手的東西，便會本能的縮回來，做自我的保護，疼痛的感覺，是為了保護個體的臨床表現，不是疾病的本身。

疼痛其實是很複雜的機制，這個感覺牽涉到預警外來的有害物質，身體經由學習、判斷，來避免受到傷害。

　　關鍵是一開始不舒服的感覺被反覆刺激後，人會越來越害怕，越來越警覺，神經系統會有加強效果，導致神經系統對外來的這些刺激判斷過度、過度解讀了，變成神經系統的一個惡性循環。

　　比方正常人不會引火來燒燙傷自己，就像免疫系統一樣，出自於自我保護。造成疼痛的原因很多，一般講的纖維肌痛症，便可能是一些疾病最後共通的結果，譬如長期失眠、關節炎、運動傷害……所以我會強調：務必找出背後隱藏的原因，還是要經由源頭來治療，如果找不出原因，就得用一些藥物去緩和神經對過度反應的疼痛。要打破神

經系統對疼痛的惡性循環，現在都有些藥物可幫忙，像有些抗癲癇藥物、緩和情緒的藥物，可以緩和疼痛的惡性循環，甚至一些改善睡眠的藥物。

一般風濕科的診斷，臨床表現是最重要，要看病人有哪些症狀；現在的健檢一般都是常規篩檢，如果病人症狀沒有被發現，即使血清學檢查有異常，也很難去結論什麼。在風濕科首重是臨床表現、再佐以理學檢查的發現，最後再加上實驗室血清學檢查的輔助，通常這便是風濕科診斷的一些流程。

類風濕性關節炎病程多樣性，有些人一發病就很厲害迅速惡化，有人慢慢來，也有些人會一發病便就醫，得到緩解；又發病、又緩解；類風濕性關節炎的醫治成效，病人自我警覺是重要關鍵之一，盡早就醫有時是會被忽略，尤其是耐受度很高很能忍的病人，疾病的嚴重度也會影響就醫的快慢。比

方常有病人耐受度好，疾病初起便不夠警覺、耽誤治療，等嚴重了，病情反覆糾纏，麻煩也大了。

第一章

類風濕性關節炎發病
病人的自覺警報

純粹的關節炎
是「滑液膜」在發炎

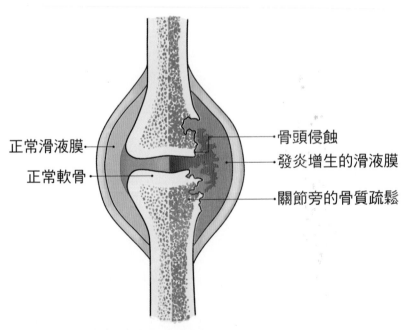

正常滑液膜

正常軟骨

骨頭侵蝕

發炎增生的滑液膜

關節旁的骨質疏鬆

◎滑液膜發炎造成關節炎

　　關節炎最重要表徵，要有「腫」，區分病人是「關節炎」？或是「關節痛」？因為關節痛不一定有臨床意義，例如感冒引起關節痠痛，感冒好了痠痛也跟著好了，而關節炎幾乎都有臨床上的意義。因此一旦確診是關節炎，再來就要看是歸屬於哪一種的關節炎。

不同關節炎，臨床表現是不一樣的

　　是痛風性關節炎？是退化性關節炎，或者是免疫系統造成的僵直性脊椎炎？類風濕性關節炎？不同的關節炎臨床的表現是不一樣的。有些病程是慢慢來的，像類風濕性關節炎、僵直性脊椎炎，就屬於比較慢性的關節炎；急性關節炎就像痛風性關節炎，是代謝造成。

　　當環境因素變動，譬如生活環境變了，暴露於環境的發病原因不一樣了，就導致病人發病。譬如

與代謝有關的痛風性關節炎，當環境因素引起尿酸
值的改變，便可能導致痛風性關節炎的發作。通常
痛風性關節炎是急性的，常來得又急又猛，當病人
開始覺得要發作了，可能只要幾個小時左右，痛風
性關節炎的程度就到頂了，會讓病人痛到足不能點
地的程度；所以在古時候才稱之為痛者之王或王者
之痛的「帝王病」。關節炎通常區分為急性、慢性或
者亞急性，因為不同的關節炎病程會有這些差異，
發作的病程有助於醫師去釐清可能比較屬於哪一種
關節炎。

　　類風濕性關節炎，應該就是免疫系統導致關節
炎中最典型的一種；一般來說是跟僵直性脊椎炎或
血清性關節炎相對的疾病。僵直性脊椎炎（血清性
關節炎）與類風濕性關節炎，是免疫風濕病以關節
炎為主要表現的兩大疾病群，兩者最主要的不同，
在臨床上：

類風濕性關節炎大部分是以小關節對稱為主，手指關節、腳趾關節，幾乎都會受到影響，尤其是近端指間關節，或者掌骨指骨間關節，幾乎都會影響到，尤其好發在對稱的小關節。腕關節也算是好發的地方，但是類風濕關節炎也可以在比較大的關節發生，只是發作的比例沒有小關節多，小關節受侵犯在類風濕性關節炎，大概接近 90% 之高。

類風濕性關節炎一般來說，在不同的族群統計不太一樣，大概約是人口的 1%，最好發年齡大概是生育年齡約 30 歲到 50 歲為主，比紅斑性狼瘡晚了 10 年左右。臨床表現上，從外表類風濕性關節炎病人自己可以看得出，因為是屬於全身性自體免疫病其中的一類，所以還會有關節外的其他表現。

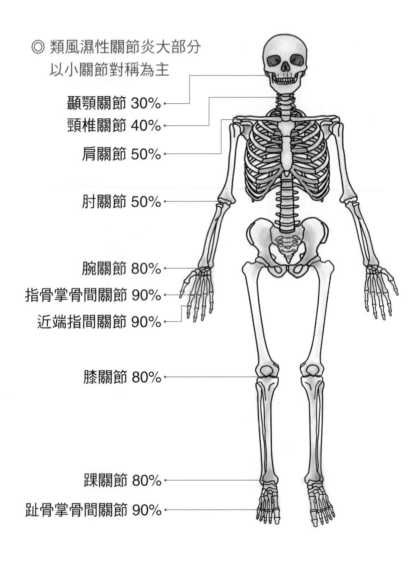

◎ 類風濕性關節炎大部分
以小關節對稱為主

顳顎關節 30%

頸椎關節 40%

肩關節 50%

肘關節 50%

腕關節 80%

指骨掌骨間關節 90%

近端指間關節 90%

膝關節 80%

踝關節 80%

趾骨掌骨間關節 90%

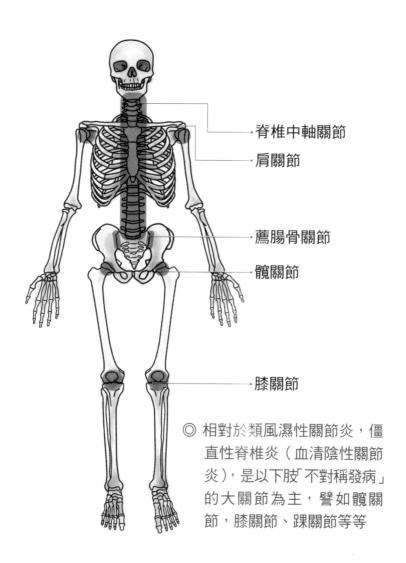

脊椎中軸關節

肩關節

薦腸骨關節

髖關節

膝關節

◎ 相對於類風濕性關節炎，僵直性脊椎炎（血清陰性關節炎），是以下肢「不對稱發病」的大關節為主，譬如髖關節，膝關節、踝關節等等

　　早年的名作家杏林子，大家看到她時肢體關節多已經變形，在那個時代，主要是沒有太多的藥物可以治療，在病程中關節會慢慢受到破壞，然後日益受損嚴重。以現在醫界對關節炎的了解，如果病人都不治療，又屬於關節炎活性比較高的病人，大概在半年內，關節就開始破壞，如果完全不治療，大概有兩成到三成的病人，在兩三年內關節就會破壞到完全不能工作，或者得依賴別人來維持日常生活。

類風濕性關節炎是
以關節破壞為主最明顯的風濕病

　　之所以被稱之為「關節炎」就表示關節腔有發炎的現象，平時大家最熟悉的發炎，不外乎紅、腫、熱、痛，關節炎相對於其他的發炎表現，比較特別的是在紅腫熱痛裡，以腫最重要，只要關節有

腫，這個人就有關節炎。

　　純粹的關節炎，指的是「滑液膜發炎」，滑液膜發炎是關節腔裡面的軟組織發炎，不是關節周邊的肌腱韌帶發炎，真正的關節炎其實是滑液膜發炎。

　　有些病人就是很能忍，對不舒服可以耐受就不一定會去找醫生，此外是疾病的進程不一樣，有些人一發病就直接爬不起來，一定得找醫生看，有些病人是慢慢來，或者只局部在幾個關節，他就更能撐著不去治療。

◎ 關節腔軟組織解剖圖（正常與類風濕性關節炎）

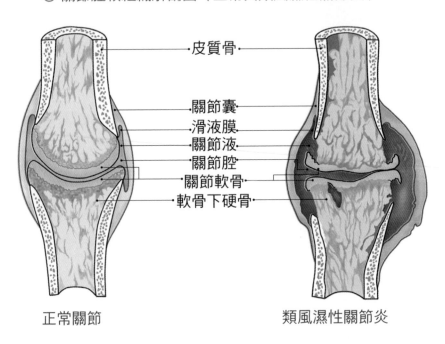

皮質骨

關節囊
滑液膜
關節液
關節腔
關節軟骨
軟骨下硬骨

正常關節　　　　　　　　　　類風濕性關節炎

　　滑液膜外面還有很多的肌腱、韌帶，來維持關
節的結構跟穩定度，所以滑液膜發炎要紅到外面看
得到比較難，熱也是一樣，如果比較深的組織，其
實也傳不到外面，所以「紅」跟「熱」其實都不一

定在外表可見，除非是很小的關節或很表淺，但幾乎都不可能肉眼觀察得到，尤其像類風濕性關節炎，因是純粹的滑液膜發炎（關節腔的發炎）其實外觀是不會紅的。

　　一般外觀紅的關節炎，是因為關節周邊組織如肌腱、韌帶發炎，例如血清陰性關節炎，或痛風性關節炎，除了滑液膜發炎，也容易有關節周邊軟組織發炎，因此這類關節炎容易伴隨會發紅的關節炎，所以外觀有沒有紅，也是鑑別診斷的要項之一。

病人的自覺：僵、活動受限、痛

　　病人自覺最主要就是僵、活動受到限制，另外

是痛。關節痛跟關節炎都會痛，但大部分的關節痛不一定有臨床的意義。比如感冒、太累，或者不小心扭到，可能會關節痛，但這種都是會隨著疾病緩解自然好的，所以關節痛不一定有臨床的意義。

但如果自覺「好像關節發炎」的話，就一定要找出背後的原因，關節炎最主要就是「腫」，因為發炎的組織在比較深，發炎的紅與熱，也不一定看得到，所以最眼見為憑的，是腫。

關節炎的腫，最典型的就在關節的位置，像手的小關節，其實看起來就是在關節處呈現「紡錘狀」的腫。對於比較瘦的人，很容易看得到；如果比較胖的人，有時候也不見得容易看得出腫，但是會有僵的感覺跟行動力會受限，其實很明顯的是一旦有關節炎的腫發生，病人便做不到平常能夠做、比較極端的動作，譬如像握拳；會沒辦法完全握起拳頭，沒辦法完全將手指併攏，就是總有縫隙併不起來，

這都表示他的關節可能是有腫的。

◎ 手無法握拳

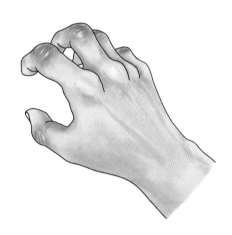

晨僵

　　關節炎之所以會腫，是因為裡面有積液，由這些積液所顯示的外觀，是把組織給「撐起來」了，因此當病人不動的時候，關節的潤滑度就更差，因此當不動久了，所謂一發僵手就更難握拳起來；而晨僵真正的成因並不清楚，潤滑度是其中的解釋之一。

　　關節炎比較嚴重的病人，越不動通常行動力越

差，有在活動時，潤滑度跟柔軟度還勉強可以應付，所以在類風濕性關節炎的診斷，最重要的其中一項是「晨僵」。當病人休息一段時間或睡了一夜，早上起來關節總要僵很長的時間，無法靈活起來；發炎越厲害，就需要越長的活動時間來改善。

　　一般來說，臨床上有意義的晨僵起碼要 30 分鐘以上！「退化性關節炎」的病人因為退化，有時候也會有輕微積液問題，可是基本上沒什麼發炎；所以早上起來有時候動一動，晨僵就不見了。

　　可是「類風濕性關節炎」的病人，因為發炎厲害，晨僵不會很快消失，通常起碼要 30 分鐘以上的活動來紓解。發炎越厲害的病人，晨僵越久，甚至有些類風濕性關節炎的病人可能到了中午過後，都

還沒完全緩解。

發作位置、數目，是哪種關節炎的區分指標

　　相對來說，晨僵的時間、腫、活動度的侷限，都表示有關節炎的現象，臨床上，最重要是先去確診有沒有關節炎？再來進一步判斷罹患的關節炎是哪一種？尤其是手上對稱的小關節。人的全身關節不少，像僵直性脊椎炎，常是單一隻腳的大關節發病，而另一隻腳可能幾乎是完全沒事的。

　　真正的關節發炎，就是在滑液膜裡面發炎，其實常看不到紅，不見得會有熱，但是一定會有腫、疼痛。因為不管關節痛，關節發炎，都會有疼痛，所以很難用「痛」來做關節炎有無的區分。另外區分的重點是「關節炎發作的部位」、「發病關節的數目」都是關節炎鑑別診斷的重要參考依據。

類風濕性關節炎診斷標準

　　關節炎，不只類風濕性關節炎，各種的關節炎都算是風濕病，但是能不能在早期得到妥善的治療，影響預後就可能很大，因為臨床表現的多樣性，很多人不太能夠得到早期的治療。

　　風濕病跟生活是息息相關，像關節炎會造成生活上的不便，關節疼痛，影響睡眠，影響生活，影響肢體功能。像乾燥症也常被忽略，可能造成泌尿道感染、口腔乾燥、蛀牙、黴菌感染、消化不良、影響睡眠，所以風濕病如果更仔細的去看，其實跟生活更是息息相關。

　　很多的風濕病早期就是生活上有些輕微的、怪

怪的，不易自覺，隨著時間才受到影響，像關節炎最常碰到的是有些比較輕微的病人，偶爾覺得容易受傷、偶爾覺得會痠痛，自以為可能是工作太累。可是經過診斷確認後治療，才赫然發現原來以前那些情形是不正常的，真正正常時，是不應該有這些現象存在，所以風濕病相對其他科別，跟生活是更息息相關。比方一點點痠痛，有時候覺得像運動傷害，有時候會覺得是疲累的自然反應，很難去警覺、更不會想去釐清是否會與疾病有關。

類風濕性關節炎大約 30 歲到 50 歲是最好發的高峰期，但其實任何的年齡都會。在青春期以前，風濕病相對比較少，是因為免疫系統還在建立，此外是女性荷爾蒙在青春期之前，男女是差不多。早期免疫風濕病被認為在老人並不常見，但隨著高齡社會的到來，老人家年紀越大越來越多，一些潛藏、病程慢的風濕病也陸續增加了，譬如乾燥症，

慢慢來不易早期察覺，可能五六十歲、六七十歲才產生自覺症狀，其實疾病可能已經潛藏二三十年了，這時即使知道了，因病程久了治療的效果也就沒那麼好。沒有早期治療，像肺部纖維化、蛀牙、口腔黴菌、消化不良等這些症狀出來的時候，疾病通常已經到一個臨界點，而這個轉捩點對健康長期的衝擊是大的。

小孩的類風濕性關節炎

在自體免疫病、關節炎、類風濕性關節炎部分，在很小的小孩也會出現；只是小孩的表現與成年人的表現不太一樣。小孩因為免疫系統還沒完全建立、成熟，所以表現有時候比較不典型。由於一部分小孩的類風濕性關節炎表現沒有那麼典型不易歸類，所以後來又區分可以很明確的診斷就是所謂的「幼年型的類風濕性關節炎」或「幼年型的僵直

性脊椎炎」。

　　有一部分小孩病人介於類風濕性關節炎與僵直性脊椎炎兩者中間，沒有個別疾病的典型表現；也有小孩是以全身型表現為主，發燒或皮疹是常見的表現。這種全身性或無法歸類的類風濕性關節炎，因為不是那麼典型可以區分，有時候會先歸到所謂的「幼年型慢性關節炎」。通常如果比較早治療，有些孩子長大後就會緩解，在青春期過後如果還沒緩解，隨著年紀增長，有時就會比較明確顯示到底是走類風濕性關節炎、或僵直性脊椎炎（血清性關節炎）的病程，因為臨床的表現會不一樣。

　　幼年型關節炎就是，小孩子因為免疫系統還沒完全建立，小孩子荷爾蒙也還沒發育，所以小孩子風濕病的機率相對是比較低，但是他們還是有人會得關節炎。小孩的關節炎有的是跟成人滿像的，很明顯的比方下背痛，可以診斷僵直性脊椎炎。有些

也跟成年人的類風濕性關節炎一樣，小關節對稱侵犯，這些是比較典型的。

血清學檢查可以驗出像好發僵直性脊椎炎的HLA-B27 遺傳體質，類風濕性關節炎有常見的類風濕因子或 CCP 抗環瓜氨酸抗體，有這些特異性檢查異常，即使是在小孩年紀，也有助於疾病分類及鑑別診斷。例如 HLA-B27 的遺傳，可能意味著小孩會走上僵直性脊椎炎的病程，也容易有虹彩炎等關節外表現。

不過僵直性脊椎炎的病人雖然有很高的比例有HLA-B27 的遺傳體質，但卻不能單以 HLA-B27 遺傳體質的有無來確診僵直性脊椎炎的有無。因為沒有 HLA-B27 的病人，還是會因其他的遺傳及環境變數，而有典型的僵直性脊椎炎表現及診斷。若有CCP 抗環瓜氨酸抗體，以目前的證據，幾乎等同於類風濕性關節炎。但類風濕因子則相對特異性不

足，因為類風濕因子不只出現在類風濕性關節炎，也會出現在其他風濕病，甚至部分非風濕性疾病也會出現，如慢性病毒性肝炎、肺結核感染等等。

　　小孩子有時候臨床表現不典型，但還是可以藉由一些關節外的表現，比如像有虹彩炎、虹膜及睫狀體的急性發炎來幫助鑑別診斷；若有虹彩炎病變，主要是與自體免疫系統有關，可能就偏向僵直性脊椎炎。幼年型全身性關節炎在成人也存在類似疾病，稱之為「成人史迪爾氏症」，但相對於成人這類風濕病沒有很多，在幼年型反而是比較常見，最主要是小孩的免疫反應，比較容易造成全身性表現；治療原則在小孩來說，還是歸在幼年型的慢性關節炎。

　　若在成人發病則稱之為「成人史迪爾氏症」，發燒是其中最主要的臨床表現。成人史迪爾氏症的發燒，是典型的「每日熱」，一天一次或數次，不管有

沒有接受治療，每天都會回到正常體溫，發燒同時還常伴隨著皮疹及關節炎，燒退了，有些病人會完全沒有異狀。

與時俱進的診斷標準

早在 1987 年，類風濕性關節炎的歸類標準，第一項是「晨僵」，晨僵要超過 30 分鐘，其次要有手部的關節發炎、手對稱性關節炎、要有類風濕因子，或 X 光片可見到發炎或破壞的變化。但是這些在 2010 年已經被修正了，為什麼？因為當病人符合這些臨床表現時，關節炎通常已經持續一陣子，而不是很短的早期病程！

以前沒有太多藥物的治療選擇，所以早診斷、晚診斷，沒有差太多，但現在治療進步了，已經知道病人如果超過半年不治療，關節就開始破壞。我們都知道關節破壞後不見得可以完全修復回來，以

現在的治療進步，希望病人能及早就醫，及早確認
診斷。所以在 2010 年，修正了類風濕性關節炎的診
斷歸類標準，讓類風濕性關節炎判讀診斷更簡單精
準：

　　以臨床為主軸，以權重記分來凸顯疾病的特異
性，例如以往手部關節侵犯只算一項，新的歸類準
則以關節發炎數目加權，若超過 10 個關節受侵犯，
就幾乎已經可以確診為類風濕性關節炎，而可以盡
早治療。

類風濕性關節炎最新診斷準則

A、關節侵犯

症狀	計分
1 個大關節	0 分
1-3 個小關節	1 分
2-10 個大關節	2 分
4-10 個小關節	3 分
＞ 10 個關節（需含至少 1 個小關節）	5 分

B、血清學指標得分

症狀	計分
RF 陰性且 CCP 抗體陰性	0 分
RF 弱陽性或 CCP 抗體弱陽性 （正常上限之 1-3 倍）	2 分
RF 強陽性或 CCP 抗體強陽性 （正常上限之 3 倍以上）	3 分

RF：類風濕因子。

CCP：抗環瓜氨酸抗體。

這兩個類風濕性關節炎抗體的高低，同時反應著疾病的預後及關節外的表現。

C、抽血檢驗發炎指數

症狀	計分
CRP 正常且 ESR 正常	0 分
CRP 異常或 ESR 異常	1 分

CRP：C 反應蛋白。

ESR：紅血球沉降速率。

關節炎厲不厲害，看的其實就是發炎指數，常用的發炎指數是紅血球沉降速率或者 C 反應蛋白，這兩個檢驗項目反應的就是病人當下關節炎的活性。

D、多發性關節炎症狀持續時間

症狀	計分
＜ 6 周	0 分
≧ 6 周	1 分

　　病人可根據自己的症狀與檢驗數值，勾選 A、B、C、D 四項分數，若四項分數 ≧ 6 分（滿分 10 分），就可診斷為類風濕性關節炎。

　　單就病人臨床的表現，若是典型可能就有足夠分數讓醫師判斷病人可能就是會走向類風濕性關節炎，可以及早診斷盡早開始治療，因此隨著治療的進步，疾病的研判標準就不太一樣，而這些都是為了改善疾病的預後。

病程的變化參考

　　關節的數目，關節分布的位置，像僵直性脊椎

炎 (血清陰性關節炎)，大部分都在下肢，可是類風濕性關節炎幾乎手部關節都有，所以位置的分布、數目，都不可輕忽。

　　類風濕性關節炎是純粹的關節炎，外觀幾乎看不到泛紅，但如果是血清陰性關節炎，會導致關節外組織的發炎，就有可能紅起來。

　　所以關節腫起來，有沒有發紅，也是一個鑑別診斷的參考；又如像痛風性關節炎，關節腔裡會發炎，旁邊的肌腱韌帶也會發炎，因此痛風性關節炎，也會發紅，因此關節炎有沒有發紅也是重要辨識鑑別之一。

　　通常如果關節炎，它旁邊有紅，通常表示周邊

肌腱韌帶也有發炎，這個也可以幫助你去釐清它到底是偏哪一種關節炎。

再來就是時間的長短，像類風濕性關節炎大部分都是慢慢來的，一開始也許不是很厲害，幾個月後慢慢變厲害，但有可能又會好一點，隔一陣子又壞一點，然後這樣子慢慢變壞。有些類風濕性關節炎的病人則是越來越壞速度很快，有些人很厲害發作一陣子，又可以沉寂一陣子，所以發作的病程其實也可以列為參考。

基本上，類風濕性關節炎是一個比較慢性的關節炎，來得最猛的是痛風性關節炎，痛風性關節炎，從病人開始覺得怎麼怪怪的，到最嚴重，可能在幾個小時內。所以急性關節炎、慢性關節炎，關節外周邊組織、肌腱、韌帶，有沒有發炎，都可以幫助醫師做鑑別診斷。

是什麼原因誘發了免疫反應

　　類風濕性關節炎最早的一些佐證，文藝復興時代有一些照片，有一些畫家的畫作裡，其實就可以看到類風濕性關節炎。可是在早期，風濕病只知道有痛風，所以當時對於多關節炎有時候會叫風濕性多關節炎，但經考據還是痛風。最主要就是早期對疾病並不了解，大概到 19 世紀左右才比較明確。

　　回溯到一些畫作，早在 15 世紀文藝復興時代，應該很明確的已經有類風濕性關節炎的存在，但有可能更早。但直到 19 世紀才確認第一個類風濕性關節炎，到了 20 世紀中，很多醫學專家、學者，就認為在關節腔裡有著很複雜的免疫反應，所以基本上它是一個免疫失衡、免疫過度反應的疾病。

　　免疫風濕病或自體免疫病，除了必備的遺傳背景，環境因素一直是最重要的誘因，但不同疾病或

　　個人因素有時還是會有所差異，例如紫外線對全身性紅斑性狼瘡的關聯性。有些環境變數則是多種免疫風濕病共通的危險因子。例如口腔腸道的常駐微生物，是近年來的熱門議題之一。

　　這些菌種在體內的改變，在特定遺傳下就可能誘發免疫反應導致風濕病。這些體內常駐菌是出生後逐漸建立的，因此也會有家族特異性，間接反應家族風濕病的群聚性。目前也有嘗試改變常駐菌藉以治療疾病的療法，但對於與生建立的常駐微生物的療效與長期影響，還有待時間驗證。

　　至於驅動發病的機轉，這些年有很多研究，但是很難完全釐清。感染是其一，因為在關節腔裡有時會看到有些細菌的片段，像結核菌；到底細菌是附帶跑進去的？還是感染的殘餘結果？抑或過度反應的殘餘結果導致的？目前還是很難完全釐清。

　　像抽菸，基本上跟類風濕性關節炎、慢性發炎，

是有關的。類風濕性關節炎有些研究顯示跟口腔菌有關，但這沒辦法去印證到所有人的身上，不過抽菸是一個誘因，這是反應在很多公衛統計的研究。

　　抽菸在很多臨床觀察上對健康都沒有任何正面的助益，主要是菸霧中含有數千種複雜變動及反應性的化學物質，這些物質具有細胞毒性、突變、免疫調控或致癌等特性。因此抽菸對健康是衝擊非常大的一個環境變數，這些有害成分中某些更具有免疫調控作用，在特定遺傳背景下，誘發多種自體免疫病。抽菸者約增加 2-3 倍產生類風濕性關節炎的風險，其他如全身性紅斑性狼瘡、僵直性脊椎炎、多發性硬化症等自體免疫病，都會因抽菸而增加風險。

感染的遺跡

在關節腔裡的研究發現，可能有一些是感染的遺跡，部分佐證了類風濕性關節炎與感染的關聯性。這幾年對類風濕性關節炎有更多的認識，發現有些口腔、腸道的菌也可以誘發這些免疫反應。通常，感染對很多風濕病都是一個誘因，只是不同體質的病人會走向不同的病程、不同種類的感染也會引起不一樣的後續疾病。像血清陰性關節炎、僵直性脊椎炎，有些人疾病的誘發是與腸道菌、泌尿道菌的感染有關。

有類風濕因子
並不表示有風濕病

　　退化性關節炎的成因大概兩種，一種是遺傳，例如所謂的「遠端指間關節」關節炎，這種退化是跟遺傳有關，因為這些關節跟負重沒有關係，另一種退化性關節炎，大部分是跟負重過度有關，像髖關節、膝關節。像運動選手為了挑戰極限，身體有時候要付出很大的代價，因此運動選手的運動傷害或者退化性關節炎，來的時間可能都比一般人更早。一般的身體機能雖然在生活上是夠用的、甚至還有備用量，但是仍有極限的存在。男女運動員都一樣，因為挑戰極限，很容易耗盡機能，甚至是備用量，退化也就隨之而來。

　　診斷類風濕性關節炎除了臨床表現，還要有一些實驗室佐證，最常見的是類風濕因子。在 1940 年代，就已經知道類風濕因子存在，可是與臨床表現的關聯性，不像紅斑性狼瘡抗體那麼明確，直到最近幾年大家才比較熟識。跟類風濕性關節炎比較有關的抗體，一個是「抗環瓜氨酸抗體」，另一個是「類風濕因子」，這兩個抗體跟類風濕性關節炎的疾病預後、關節外表現有關。

抗環瓜氨酸抗體

　　特異性更高，直到 1990 年左右才知道這個抗體並應用於臨床，同時發現跟一些感染、口腔菌是有關的。這個抗體特異性比較高是因為它幾乎只會出現在類風濕性關節炎，而不會出現在其他的風濕病裡，所以當發現病人有這個抗體，即使現在關節還好，一般也認為將來會變成類風濕性關節炎的病人。

在美國有些是因為藉由捐血的檢體，回溯發現後來被診斷類風濕性關節炎的病人，其實早在 10 年、15 年前這抗體就已經存在身上了。那時候抗體開始醞釀，可能沒有其他的環境變數或者第二個因素去導致真的發病，抗環瓜氨酸抗體大概是類風濕性關節炎特異性最高的抗體，因為在其他的風濕免疫病病人的血清學檢查，幾乎都沒有這個抗體的存在。

類風濕因子

類風濕因子就不太一樣，是早期就知道的，幾十年前，類風濕性關節炎病人就發現有相當比例有類風濕因子，但是比較特別的是，類風濕因子認為是體內為了要抵抗某些感染產生出來的，具有某些免疫機能，可是對某些體質的人而言，當感染好了以後，這些抗體卻不會消失，結果反而造成新的健康問題。

　　類風濕因子的特異性不足，有了類風濕因子不僅不一定是類風濕性關節炎，甚至可能不是風濕病；因為類風濕因子也會出現在非風濕性疾病，例如病毒性肝炎、結核菌感染等。

　　類風濕因子其實對抗的是我們體內變性抗體的某一部分；因為類風濕因子並不是只出現在類風濕性關節炎，在很多其他的疾病包括不是風濕病都會發現它的存在。

　　很多人一被驗出有類風濕因子，就說一定是類風濕性關節炎，其實是不一定。某些感染性疾病像肺結核、慢性 B 型肝炎、C 型肝炎，其實都可能有類風濕因子，一些腫瘤疾病也有類風濕因子，類風濕性關節炎也有類風濕因子，所以類風濕因子如果

被驗出有，病人得要去釐清背後到底是什麼原因造成的。

但對於類風濕性關節炎的病人，類風濕因子卻是預後的指標，類風濕因子越高預後越差，關節炎越可能破壞，也更容易出現關節外表現，如乾燥症、間質肺炎、類風濕結節等。

風濕病最重要還是臨床表現

如果你都沒有臨床表現，光一個抗體，抗體又不是很高，後續可能就是追蹤。類風濕因子因為出現在太多的疾病，雖然也是風濕病的一個篩檢檢查，但大部分是用來做負篩選而不是正篩選。

所謂「負篩選」，就是沒有類風濕因子，有風濕病機率是低的，可是有類風濕因子並不表示一定有風濕病，一般來說如果有類風濕因子，風濕病的機

率可能是兩三成。可是當沒有類風濕因子時,有八九成的機會是沒有風濕病的;所以有類風濕因子通常表示的是可能有風濕病而已,因為兩三成就表示有很多其他疾病的可能。

感染相關的類風濕因子,大部分病好了也就跟著消失,像肺炎、泌尿道感染,可是 B 肝、C 肝是比較難完全消失的;B 型、C 型肝炎的部分帶原者,會伴隨有類風濕因子,臨床上是否有風濕病,最重要還是看臨床表現。以診斷面來說,有類風濕因子不表示一定是風濕病。可是如果已經確診是風濕病,例如類風濕性關節炎,類風濕因子的意義是跟疾病的預後有關。類風濕因子越高的類風濕性關節炎,關節通常是越容易受到發炎破壞,唯有接受治療才有機會改變病程。

所以類風濕因子其實對篩檢來說,通常是一個負篩選,如果沒有類風濕因子,那麼得風濕病風險

就比較低；如果已經確定有類風濕性關節炎，代表的是疾病的嚴重度、疾病預後的指標，類風濕因子越高，通常預後越差，關節外表現的機會越高。

比如像有類風濕因子，有類風濕血管炎、類風濕結節，或者肺纖維化，這些的機率相對就比較高，關節也是比較容易破壞。相對來說，跟目前發炎嚴不嚴重是兩回事，發炎指的是目前關節炎的程度，常用的血清學指標是 C 反應蛋白及紅血球沉降速率。所以類風濕因子應用在診斷或者已經確認的病人身上，其實定位可能是不完全一樣。大家比較容易忽略的是，很多人都有類風濕因子，就被告知是類風濕性關節炎，其實是不一定的。

類風濕性關節炎，其實是以關節炎為主的疾病，可是也有全身性侵犯的部分，病人如果有全身性表現，不管是類風濕結節、類風濕血管炎，其實都是全身性或叫「關節外表現」的一部分。正因為

治療的進步，所以現在診斷上越發偏重在臨床表現，讓病人可以越早接受治療。

類風濕結節

類風濕結節長在關節周邊的位置，尤其在伸側部位，類風濕結節一般有點硬，但也有一些是軟糊狀，大小不一、不會痛，是含有壞死及纖維的肉芽腫，部分有類似血管炎病變，是免疫反應病變讓它形成一坨組織。通常先要確定有類風濕性關節炎，才會出現類風濕結節；但有些病人不見得長在關節的地方，也可以長在肺部。

大部分風濕病現已知幾乎是全身性的疾病

類風濕性關節炎等大部分的風濕病，現在已經知道幾乎都是全身性的疾病，但是不同的疾病都有它主要的表現，像類風濕性關節炎最主要就是關節

為主，但也可以有關節外的其他表現，像類風濕結節、像血管炎，有時候也會有乾燥症或腎病變等等。

　　痛風性關節炎，通常是從下肢遠端，單關節炎發作，一般類風濕性關節炎可能慢慢來，也許三五天、一兩個禮拜，關節就是不舒服，然後慢慢變嚴重；有時候好像又好一點。像痛風性關節炎來得又急又猛，從開始不舒服到關節嚴重發炎，可能只要一兩個小時就到頂了。因此從關節發作的部位、持續性、嚴重度，都可以做鑑別診斷。

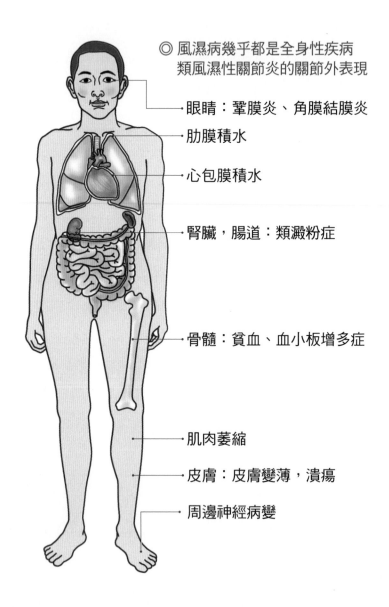

◎ 風濕病幾乎都是全身性疾病
類風濕性關節炎的關節外表現

眼睛：鞏膜炎、角膜結膜炎

肋膜積水

心包膜積水

腎臟，腸道：類澱粉症

骨髓：貧血、血小板增多症

肌肉萎縮

皮膚：皮膚變薄，潰瘍

周邊神經病變

典型關節炎，就是腫在關節的位置

這些都是可以幫助做鑑別診斷：

像類風濕性關節炎，也許慢慢的活動上有問題，可是像痛風性關節炎典型的表現就是半夜、清晨發作，然後會疼痛到連棉被蓋在上面都覺得受不了，承受不了一點點重量；一下床腳根本不能著地，因為著地就非常非常的劇痛。

類風濕性關節炎最重要就是「評估嚴重性」，主要是關節的腫脹疼痛、活動度，對日常生活的影響。尤其是對日常生活功能的影響，在臨床試驗或日常診療都有在應用這些生活量表。

其中有些評估細項會有國情的差異，像國外幾乎都開車，有些關節炎會去評估到底開車時踩油門、踩剎車有沒有困難？像臺灣開車的普及率沒有那麼高，就要藉由其他生活功能項目去評估關節炎

對生活上的影響，這些評估你生活功能的量表相當多元，藉由多個層面來評估關節炎的嚴重度。

　　關節炎嚴重不嚴重、或者區分到底是不是關節炎？腫是最重要，典型的關節炎就是「腫在關節的位置」，大部分是紡錘型或局部關節部位腫起來，若是紅腫在關節及周邊的肌腱韌帶看起來就會比較像香腸指／趾。

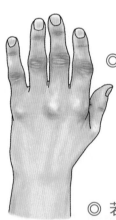

◎ 紡錘型或侷限關節部位腫起來

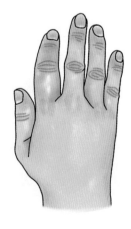

◎ 若是紅腫在關節周邊的肌腱韌帶就會形成類似香腸指／趾

　　在評估是關節痛？還是關節炎？腫是最重要的表徵，若有關節腫，不只主動的活動會受限，連被動的檢查也會受限。比方說病人覺得「我的手這麼痛都不能動？」，可是當醫師去測試檢查他每個關節的活動度卻都還好，可能就是關節痛，通常像纖維肌痛症，病人很痛，主動的活動會受限；被動的關節活動度卻沒有影響，顯示病人關節是沒問題的，這可以幫忙鑑別到底是關節炎還是關節痛。

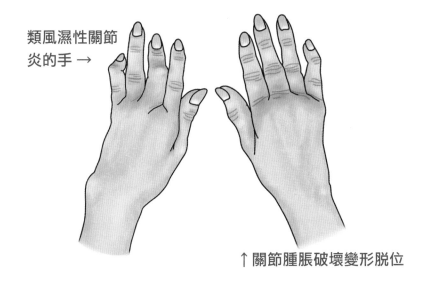

類風濕性關節炎的手 →

↑ 關節腫脹破壞變形脫位

不同的關節炎治療選項不一樣

　　以前治療類風濕性關節炎，最早是消炎止痛藥，雖然可以緩解部分症狀，到最後關節還是都被破壞了。1950 年代後，開始類固醇治療，類固醇抗發炎很有效，可以不發炎，但對於減少關節被破壞的效果還是很有限，隨著病程進展關節還是每況愈下。1970 年以後，各種的免疫調節藥物出來，治療才有顯著改觀，早期在治療類風濕性關節炎由於選擇的藥物有限、相對副作用較多，加上對藥物長期的安全性疑慮，所以限縮了藥物在臨床上的應用。

　　早年類風濕性關節炎的治療，是讓病患先吃消炎止痛藥，消炎止痛藥療效不夠，換吃類固醇，類

固醇療效不夠，再來加其他抗風濕藥物試試。所以早期治療是「倒金字塔型」，藥物一樣一樣加上去，療效不夠再加、療效不夠再加。現在的觀念則是一旦確診是類風濕性關節炎，可能一開始就會併用兩種或三種的免疫調節藥，醫師希望以 3-6 個月間可以看到進步緩解，越早讓病不往發炎方向走，預後是可以越好的。

　　總是有些病人會覺得：「還好啦，我還可以忍受。」最主要還是擔心藥物的副作用，疏忽了不治療。各種臨床證據在在都顯示疾病或併發症的風險，遠遠比藥物副作用還來得嚴重。有些病人只要病情可以耐受，會選擇不吃藥，都是在自找麻煩。好在這幾年觀念在變，治療的成效顯而易見，病友間口耳相傳，信心讓觀念改變。

　　類風濕性關節炎早期各種藥物的選擇有限，甚至連黃金製劑都可以用來治類風濕性關節炎，最重

要的是治療也有相當療效，就是「注射黃金」去治療。還有一個就是青黴銨 (D-penicillamine)，早期的免疫調節藥物相當有限，青黴銨藥效沒有想像中那麼好，副作用又較大，有些人會蛋白尿，有些人會血球減少、骨髓抑制等。

　　金製劑 (gold salts) 也有一些副作用，如皮疹、黏膜潰瘍、尤其是腎臟需要定期追蹤，但相對來說療效算是比較好，純粹就是黃金化合物，久了之後就成本越來越高，再加上陸陸續續有其他的免疫調節藥物問世，更溫和，療效沒有太差，所以金製劑跟其他這些藥物就逐漸被取代了。金製劑真的就是黃金，始於 1930 年代，但也受限於副作用及療效，加上後來成本越來越高，雖然對某些病人是真的有效，但在類風濕性關節炎的治療也已成為歷史。

奎寧（Hydroxychloroquine）

　　現在的用藥撒樂腸溶錠跟奎寧是第一線用藥，奎寧在很多的風濕病都非常有用，最主要是溫和耐受性好，不過療效並不是特別強，但卻有一些其他免疫調節藥物無法取代的療效。在早期的一些研究，奎寧是一個很好的輔助藥物，像現在最標準的治療是滅殺除癌。滅殺除癌如果加上奎寧，在疾病早期療效並不亞於後來的各種標靶治療的生物製劑。

　　奎寧在風濕病是非常非常重要的用藥，像如果已經有了關節外表現的類風濕性關節炎、乾燥症、肺纖維化，這時候奎寧跟輔助藥物可能就相對更重要。因為這時的治療可能不僅僅是關節炎而已，在各種免疫調節藥物裡面，發現滅殺除癌就是治療類風濕性關節炎最重要的藥物之一，到現在為止，除非病人耐受不良或者有副作用，不然滅殺除癌對類

風濕性關節炎，尤其是早期治療它的療效其實是非常好的。

滅殺除癌（MTX）

滅殺除癌早期是用來治療血液淋巴腫瘤，目前也用在類風濕性關節炎的治療，大概每個星期就是 7.5 到 15 毫克左右就可以控制得不錯。早期因為太少藥物可以選擇，曾經也有人使用到每週 20 毫克或 30 毫克，相對來說病人的耐受度跟副作用就比較差，如果 7.5 毫克到 15 毫克相對就是比較安全，而且耐受性大部分是沒有問題。不過在健保的規範底下，需要輔助其他的免疫調節藥物同時加上滅殺除癌每周 15 毫克，如果關節炎還是沒辦法得到理想的緩解，健保是有給付標靶治療的生物製劑。

常有病人很擔心，會追問：「這些藥一直用，什麼時候可以停？」一般來說，即使是生物製劑的標

靶治療，這麼有效的藥，幾乎可以讓病人有機會可以得到完全緩解，但是即使完全緩解，也不像感冒拉肚子一樣，症狀一緩解就不必再用藥。

雖然不同的專家學者有不同意見，我們希望：

病人的緩解期間，至少有半年以上，最好是兩年以上，如果緩解期間越長，將來復發的機率越少，緩解中至少可以持續一兩年，在這期間再慢慢把藥物減少。如果有不穩定的情況還是持續治療是比較理想，因為在這些藥物裡面，如果疾病是處在緩解狀況，反而可以用比較少的藥物去維持，如果起起伏伏，反而藥物就更難減得掉。

　　早期的金製劑或青黴銨相對來說副作用跟現在的藥物比起來，有時候還是多一點。有的病患會有骨髓造血的副作用，有時候會發生腎病變的副作用等等，現在的藥物相對是比較溫和，只要確認診斷就及早治療，通常可以很快得到控制，跟紅斑性狼瘡一樣目前的治療觀念也是藥物合併療法，療效通常優於單一藥物，由於合併療法個別藥物的劑量可以較少，相對副作用更少。

　　早期也有用手術的治療法，但現在因為治療進步幾乎都不用手術了，主要是早期有些藥物根本沒辦法達到足夠的療效，病人關節發炎還是很厲害，所以會用開刀把滑液膜整個拿掉，但現在已經幾乎沒人這樣做，因為現在的藥物治療太進步了。把滑液膜整個拿掉，雖是將會導致發炎破壞的組織盡量拿乾淨，但是基本上不可能完全清得乾淨，事後還是有可能再發炎、再增生。早期也有人用一些關節

腔內放射線物質的療法，希望把這些過度增生的組織毀滅掉，現在大概已經少有這些療法了。

　　雖然類風濕性關節炎療程可能很長，但是越早治療越有可能可以用越少的藥來當作「維持療法」，如果能在疾病初期就開始導入各種藥物就可以讓關節炎迅速緩解。現在幾乎靠藥物控制類風濕性關節炎就可以，所以較少用早期的極端做法。藥物以奎寧、撒樂腸錠、滅殺除癌為主，早期還有環孢靈(cyclosporine)、近年的雅努麻／艾炎寧(leflunomide)，但是對於類風濕性關節炎最基本的一個藥還是「滅殺除癌」(MTX)。

滅殺除癌，類風濕性關節炎基本用藥

　　對類風濕性關節炎非常有效，醫界陸續試過各種藥後，還是滅殺除癌的療效最佳，所以現在變成治療類風濕性關節炎一個最基本的用藥。其他的藥

物算是輔助用藥，基本上除非病人不能耐受，類風
濕性關節炎患者幾乎都是在用這個藥物。

　　現在健保雖然也給付生物製劑，但這新一代的
治療藥物昂貴，所以健保有各種限制，幾乎使用生
物製劑的條件，病人都必須要用到兩個或以上個標
準劑量的傳統藥物，關節炎還是控制不好，健保才
會給付，其中一定包括滅殺除癌，所以滅殺除癌是
類風濕性關節炎最重要的用藥之一。

　　滅殺除癌也用在一些淋巴腫瘤方面，算是化療
藥物，但是相對來說，在風濕科用的劑量其實非常
非常低。用健保認可的給付標準來說，就是如果
MTX 一個禮拜用到 15 毫克，再併用至少一個傳統

免疫調節藥物還控制不好關節炎，就有機會去用生物製劑，或其他更進一步更有效的治療。

所有的藥物，常會經過肝臟代謝、腎臟排泄，滅殺除癌的副作用有肝、腎的問題，尤其是肝臟，在早期被認為風險是比較高的。可是因為早期沒有太多藥，所以滅殺除癌在早期也曾經用到每周 20 毫克或 30 毫克甚至 40 毫克，相對劑量方面算比較多，發現有時候比較容易因累積劑量，導致肝功能的異常。

現在一般多用 15 毫克或更低的劑量，長期用下來，對大部分的病人安全性都還好，但先決條件還是病人先得用到 15 毫克控制不好，才能申請生物製劑，關節炎緩解後，當然就可以用比較少的藥。不過病患如果很早開始治療，控制得當也不一定要使用生物製劑，但是滅殺除癌在病情穩定後，其實是可以減劑量的。

以長期用藥來說，大部分病人如果病況算穩定，滅殺除癌也許可以減劑量到 7.5 毫克或者更低；但是大部分的病人如果病情需要用到生物製劑，滅殺除癌還是得用到 7.5-10 毫克，才能讓病情得以持續緩解。

關節炎不控制，一方面是藥物可能減不掉，可能更嚴重的發作會隨著時間累積加重關節的破壞，有些不可逆的變化會增加關節的負擔，病人可能需要更多的輔助藥物或治療，對疾病而言，不見得是更理想。

滅殺除癌主要是由肝臟代謝，腎臟排洩，如果肝臟、腎臟有特別問題的病人，需要去減量或者比較密切追蹤。滅殺除癌會影響體內葉酸的利用，所以飲食不均衡或者葉酸不足的時候，有時候會比較

容易產生滅殺除癌所導致的副作用。現在使用滅殺除癌大部分都會輔助每天補充葉酸大概 1-5 毫克，可以減少滅殺除癌副作用的風險，但是不會減少滅殺除癌的療效。

滅殺除癌的副作用

　　早期治療血液淋巴腫瘤的滅殺除癌，算是化療藥物，有些人比較容易口腔黏膜潰瘍，尤其是自體免疫有問題的病人，常常黏膜乾燥或者黴菌感染，所以潰瘍的機會又更高，因為滅殺除癌經過肝臟代謝，有時候會造成肝功能的異常；滅殺除癌調控免疫系統，所以有時候也會造成血球的降低。

　　一般來說，葉酸跟紅血球的大小有關，若紅血球的大小增加，可能會增加滅殺除癌副作用的風險。為監控以減少滅殺除癌的副作用，通常醫生會定期追蹤病人的血液常規，追蹤肝腎功能。如果病

人腎功能不好，當然排出減少，可能就會增加體內藥物劑量的累積，可能副作用的風險就會增加。

　　風濕科的治療，還是併用療法是最理想的，即使在生物製劑標靶治療這麼有效的年代，在一些臨床的資料顯示，如果是早期關節炎的病人，併用兩種或三種免疫調節藥，觀察到的療效並不亞於標靶治療的生物製劑，當然以現在的治療觀點來說，越早治療效果越好，畢竟這些傳統免疫調節藥物的療效，通常快則一兩個月，慢可能也要兩三個月，甚至半年以上。

　　以現在的觀念越早治療，一方面療效好，一方面將來藥比較容易減得掉，整體使用藥量也比較少。在國外有些醫師會很早就開始使用標靶治療的生物製劑，不過在臺灣因為受限於健保的條件跟健保的醫療資源無法普遍或早期使用，但還是有些病人寧可自費提早治療，以便早期緩解，避免後續的

併發症。

　　類風濕性關節炎，一開始可能是某些誘因，在一些研究發現可能是某些感染或某些感染殘餘的片段，像早期研究有些類風濕性關節炎的病人，他關節腔裡面可以看到結核菌的片段，可是已經沒有結核菌感染，這些都是所謂環境誘因，可能就導致免疫被激發、導致發炎，類風濕性關節炎通常就是關節發炎，導致滑液膜增生，滑液膜增生以後就吃掉軟骨，吃掉硬骨，軟骨、硬骨有問題以後，旁邊的肌腱韌帶就失去平衡，最後導致變形，所以它的過程就是先發炎及持續的發炎，可能就是一個環境的誘因開始，導致後續的發炎滑液膜增生，最終關節破壞變形。

消炎止痛藥，定位只是緩解症狀

　　消炎止痛藥（或非類固醇消炎止痛藥）在關節炎

的治療史一直都是非常重要的，但是消炎止痛藥就像它的名稱一樣，就是抗發炎。除非是簡單的關節炎，像痛風急性發作，吃幾天後好了就不用繼續，一般慢性關節炎通常得持續治療一段療程。雖然消炎止痛藥只能緩解症狀而已，沒辦法把疾病完全治好，但是在慢性關節炎，尤其是發炎嚴重時，消炎止痛藥不僅可以減緩疼痛症狀，同時可以藉由活動的維持，避免肌肉的萎縮或肌腱韌帶的攣縮，因此在有關節炎活性時，消炎止痛藥仍有其不可替代的角色。

隨著時間，消炎止痛藥進展到新一代的選擇性環氧化酶 -2 抑制劑（COX-2）的消炎止痛藥，針對 COX-2 所媒介的發炎機轉去阻斷以減少發炎反應。但減少了對生理性 COX-1 所媒介生理機轉的抑制，因此臨床上可以減少消化道潰瘍，腎衰竭等副作用。

一般來說，消炎止痛藥很難說哪一種一定比哪

一個好，雖然在臨床上不同的醫療人員，會發現某些消炎止痛藥好像比較有效，有些效果比較差，但對個別病人而言，差異只有他們知道。通常會觀察2-4個星期看病人的療效如何，如果療效不佳，多半會考慮換別的消炎止痛藥。

消炎止痛藥的定位，應該還是在緩解症狀，而不在於可以改變病程或者把疾病治好。消炎止痛藥大家比較擔心的副作用，一個是消化道潰瘍，一個就是腎功能的問題。新一代的消炎止痛藥，就是選擇性環氧化酶-2抑制劑，能減少生理機能所需COX-1保護消化道、腎臟等的抑制，減少消化道、腎臟受到消炎止痛藥的傷害。因此目前COX-2的消炎止痛藥，相對比較不會有胃、腸道黏膜的傷害，比較不會造成消化道潰瘍或出血。

早期消炎止痛藥最常見風險除了消化道潰瘍出血，就是腎衰竭，因為消炎止痛藥會抑制腎血流所

需的前列腺素，導致腎絲球過濾力下降，導致腎臟功能不好。特別是腎臟已經比較不好的病人或者身體屬於循環水分不足的病人，像心衰竭、肝硬化的病人，他們體內水分有效循環量是比較不夠的，因此腎血流也就更依賴前列腺素的功能，所以更容易受到消炎止痛藥抑制前列腺素的影響造成急性腎衰竭，新一代的消炎止痛藥較可能降低這些風險。

對於有較高受到消炎止痛藥導致腎衰竭風險的病人，就像心衰竭的病人，如果發作痛風，有時候要選擇類固醇用藥，雖然新一代消炎止痛藥較能減少腎衰竭風險，但仍是有可能的風險，無法完全避免；類固醇較不會有直接影響。

　　我們曾碰過病人他有心衰竭，可是他急性痛風發作來急診，給了他消炎止痛藥，結果幾天後他出現急性腎衰竭的問題。最主要是心衰竭的病人，常為了減少心臟的負荷，體內水分有效循環量常相對不足，再加上他在急診，也沒辦法攝取足夠的水分，這些水分不足的多重因素，是造成消炎止痛藥對有腎臟病病人，急性腎衰竭的重要因素。

第二章

痛風

代謝所造成的「痛風性」關節炎

痛風本身是一個症候群，它有很多的臨床表現，關節炎只是其中一個，關節炎是大家比較熟悉、耳熟能詳，但其他也並不是少見，而是有時候我們會忽略或不清楚其中的關聯性，比如像腎結石、尿路結石、像痛風腎病變，其實是慢慢來，所以等知道的時候可能腎臟功能已經不好了。

痛風性關節炎，最主要是因為代謝所導致的關節炎。代謝會因為個人的體質、飲食，導致體內的尿酸值超過了能夠溶解狀態的程度，尿酸值過高之後，就沉積在各組織中。當尿酸造成結晶沉積在滑液膜等關節組織，後續因尿酸濃度的改變，這些結

晶再溶解，在這些變換中，游離出來的尿酸結晶，就會引起身體免疫反應去攻擊或者清除，便導致了關節炎，這就是痛風性關節炎。所以痛風性關節炎是屬於廣義風濕病的一種，但不是因免疫系統所造成的，反而是代謝所造成的。

急性關節炎裡，最為人所知的其中之一就是「痛風」，痛風其實是個症候群，源頭是尿酸升高以後對健康產生衝擊。在臨床上造成了大家熟悉的「痛風性關節炎」；其實不只如此，也會因尿酸造成腎臟病變、痛風石，也可能腎結石或尿路結石。尿酸變高，慢慢沉積，如果不是像腎結石急性發作，可能就是腎功能慢慢變壞。痛風腎病變隨著腎功能不好，尿酸的波動，也會併發其他的臨床表現，像痛風性關節炎或痛風石等。

◎ 急性痛風性關節炎

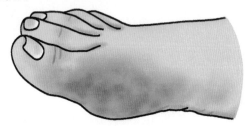

　　有些病人有痛風石，雖然關節炎沒那麼厲害，但凡有痛風石，都需要注意。我們現在很多看到痛風石的照片，都是比較未開發的國家，已開發國家對痛風比較重視，呼籲早治療，病人便比較不會再產生痛風石的臨床症狀。痛風石在都會區比較少見，可是在醫療觀念比較不普及的地區還是存在；主要是曾經尿酸高過，就有可能發作痛風性關節炎或痛風症候群的其他表現。

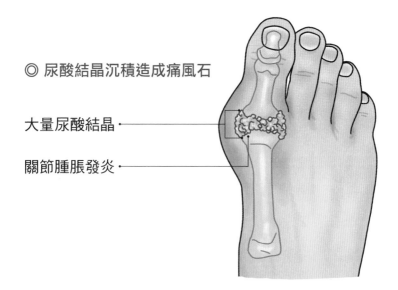

◎ 尿酸結晶沉積造成痛風石

大量尿酸結晶•

關節腫脹發炎•

急性痛風性關節炎發作是尿酸值波動

　　痛風性關節炎會發作，最常見的原因是體內血液中尿酸值的波動，只要病人曾經高過，曾經有尿酸結晶沉積在關節裡，當血中尿酸值改變時，就會有一些游離的尿酸結晶出來，這些游離的尿酸結晶會去引起免疫反應，引起白血球吞噬作用跟發炎媒介物的釋出，就造成關節炎。所以痛風的誘發，環境變數佔重

要一環，其中最重要是血中尿酸值的改變，尿酸值的改變跟飲食有關，跟運動有關，跟水分都有關。

突然的劇烈運動，代謝增加會去影響尿酸，突然劇烈運動水分攝取的不平衡，也會去影響尿酸，所以這些都是誘發因素。比較常見的好比是員工運動大會，平常沒在運動的人，劇烈運動過後，痛風就發作；有些人平常不應酬，因為某些因素必須連續密集應酬，尿酸值就會產生波動，進而增加痛風發作的風險。

飲食會影響尿酸

連續多天的應酬就會讓痛風發作，主要是連續多天的應酬各種食物攝取量過多，血中的尿酸值幾乎都會上升，應酬又得喝酒，尤其是啤酒中的馬嘌呤核苷會直接轉換成尿酸，並且酒精又會減少尿酸的排泄，所以喝酒是很容易造成血中尿酸值的波

動。應酬常常是痛風發作的誘因，酒精應該是盡量避免，尤其是啤酒，是比較直接的，至於飲食方面最主要是均衡，避免過量攝取。

以痛風性關節炎來說，以前飲食控制是重要的治療關鍵之一，最主要是高普林的這些食物都容易導致尿酸高跟痛風的發作，因此要盡量或絕對避免。但現在隨著大家的了解，非常非常嚴格的控制飲食，尿酸值的減少可能不會超過「1」，甚至只有「0.5」，降低非常有限。但如果吃很多很多這些高普林類食物，尿酸值是會越來越高、甚至非常高。

現在的觀念是飲食對痛風是很重要的影響之一，但並不是藉由絕對的禁絕高普林的食物來達到尿酸的控制，比較重要的是量的控制取代質的絕對控制。高普林的東西當然攝取過多是不建議，但完全禁絕，以目前來說，對整個尿酸的控制是沒有那麼大的幫助；但是吃過量，就會有問題，所以比較

強調是「不要過量」。對於高普林的東西之所以沒有這麼嚴格限制，因為再嚴格的設限，尿酸值下降也不會超過 1，所以對臨床的幫助不是那麼大。

　　另一個比較重要的是高普林食物通常都是比較好吃的東西，所以若嚴格限制高普林食物卻還是在發作，這對生活、心理健康，其實都不太好。偶爾喝杯豆漿，偶爾吃一兩隻蝦子，吃個海鮮，其實是無傷大雅，重要的是平常要讓你的尿酸值維持在平衡減少波動。尿酸高，一個是體質因素，一個是環境變數，尤其是飲食、運動、水分，如果生活模式的調整還是無法控制尿酸到理想範圍，可能就得靠藥物去把它校正回來。

尿酸值波動，是誘發發作跟產生病變的要素之

一，以前認為控制在 7 以下就可以，隨著對於尿酸角色功能的了解，現在的理想尿酸值是希望控制在 6 左右。

痛風症候群的過高尿酸

尿酸酶是人類在演化中因為突變而失去，因為缺乏尿酸酶便沒辦法把尿酸轉換成尿囊素，沒有尿酸酶只能做到尿酸分子，變成需要比較多的水分才能去溶解排泄。這些可溶解性的尿酸，對某些物種的生存或生育是重要的，有些古早時期的龍蝦便需要尿酸來改變牠的氧氣輸送，以提高牠的存活。尿酸在某些的鳥類是主要的存活方式，可以幫牠們降低水分流失。水中的蛤蟲尿酸則扮演催慾的角色，與交配時精子的釋出有關。不過尿酸最重要的功能是用來排泄代謝的氮化物。

　　可溶性的尿酸在有些生物體的生育、存活,是有它一定的角色。在生物的演化中,大概兩千多萬年前人猿出現,這些在中新世的早期猿人,攝取很多的水果作為食物的主要來源,這些水果含有很多的果糖,果糖的代謝成為尿酸的主要來源,使得血中的尿酸增加,因為猿人演化突變沒辦法直接代謝尿酸,於是轉換成尿酸鹽的結晶來排泄。

　　人類由於尿酸酶的失去,因此變成我們體內會蓄積比較多的尿酸,目前已經知道尿酸可能跟人類的智力有關,跟人類可以站起來有關,還有一些抗氧化物有關,但尿酸過量後,反而是會造成個體的傷害。人類體內尿酸的增加,可能跟早期這些類人猿或人猿牠們攝取的主食就含有很高果糖的水果有關聯。

　　這些微小的尿酸分子,現在已經在很多的研究發現是生存、尤其是在哺乳類中進化成人猿或人類很重要的一個因素。但是過高的尿酸反而會造成健

康的不利影響，廣義上稱之為「痛風症候群」。其中包含了大家熟悉的痛風性關節炎。如果尿酸控制不好，會累積在身體很多的組織器官，早期通常要到關節炎發作，痛風石看到，或者因痛風得了腎結石，才知道你有這個疾病。

　　但是現在各種影像學如電腦斷層、超音波等的進步，發現只要尿酸超過，在很早期沒有臨床症狀時就開始尿酸沉積，藉由影像檢查，尿酸鹽的沉積就會在組織裡面被發現。現在的治療觀念是：如果要控制理想的尿酸值，避免將來組織器官受損，控制尿酸值就變得非常重要。一旦有了這些疾病比如像痛風性關節炎，就表示其實體內的尿酸早已經沉積一陣子了。

「秋水仙」應該用於預防後續發作

　　尿酸沉積這麼久以後怎麼樣去治療？以前沒有

太多藥物，秋水仙是一個早期認為對於痛風治療是非常重要的藥物。早期的認知及治療觀念就是只要「關節不發炎就好」，秋水仙雖然不能降尿酸，但可藉由減少白血球的移動及吞噬，同時降低白血球細胞內的發炎路徑，達到關節炎的減緩。

　　藉由秋水仙對白血球的作用特性，現在知道秋水仙也可以用在像血管炎、慢性發炎、慢性過敏等的一些疾病治療。但是直至目前，還是很多人把秋水仙侷限在治療痛風性關節炎的急性發作。早期秋水仙用於急性發作是一次吃一顆，一個小時左右吃一顆，吃到不是關節不痛了，就是副作用嚴重拉肚子才停藥。

　　在沒有藥物可以選擇治療的年代，病人吃那麼多顆的秋水仙後，關節炎也不一定好了，卻會有肚子痛、拉肚子的副作用，甚至嚴重到造成水分的不平衡、尿酸波動，更加重痛風的發作或持續。以現

在觀點來看，秋水仙用於急性痛風性關節炎，並不是理想療法，但在早年是不得不的選擇。

秋水仙的治療如果用在急性痛風，除非是剛開始覺得怪怪的，有些慢性痛風性關節炎的病人比較有警覺，感受到病要發作了，一次吃兩顆秋水仙也許就可以緩解，可是一旦痛風性關節炎發作的話，現在醫界對秋水仙的觀念，秋水仙應該是用於預防後續的發作，不再用於治療急性的發作。

所以現在治療觀念是，依病人腎功能的好壞，一般是一天一顆到兩顆來預防痛風後續的持續發作。而不會像以前要一直吃，吃到拉肚子或肚子痛，或者關節不痛了才停藥。

痛風性關節炎急性發作
消炎止痛藥還是首選

　　一旦開始發作，消炎止痛藥就是立即有效，可控制裡面的發炎媒介。秋水仙跟消炎止痛藥最大不同是，消炎止痛藥直接去阻斷發炎的媒介物，秋水仙是「抑制」白血球的移動及吞噬作用。秋水仙可以藉由抑制紡錘體形成進而影響細胞的分裂，早期很多的無子西瓜等作物，便是藉助於秋水仙的藥理作用。有些人會擔心吃太多，會不會就跟無子西瓜一樣，不容易懷孕，但是以現在的治療來說，這樣的劑量是不至於造成這樣的臨床藥效。

　　秋水仙的療效最主要是利用細胞分裂時紡錘體沒辦法形成類似的作用，可以抑制細胞裡微小管的組合，

讓發炎細胞比較不會移動吞噬。秋水仙就藉這樣的作用，讓白血球比較不會移動到發炎的位置，繼續引起後續痛風性關節炎的發作。像痛風性關節炎急性發作時，如果抽出關節液可以看到其中有很多尿酸的結晶，白血球會去吞噬這些結晶，再放出各種發炎的媒介物。

如果藉由秋水仙，則可以減少這些白血球的移動跟吞噬，自然就可以降低發炎；但是因為要達到緩解關節炎的療效，需要累積到較大的劑量，相對地副作用跟風險也跟著增加。秋水仙以前是治療急性痛風性關節炎最主要的藥物，現在一般是用在「預防後續的發作」。這是在痛風治療上對秋水仙臨床角色上最大的轉變。秋水仙也要依據腎功能調整劑量，一般腎功能正常的人一天吃超過三顆，還是可能有潛在的副作用，一般建議如果用於預防性，大概一天一顆到兩顆就夠了。

急性痛風性關節炎，非類固醇消炎止痛藥是最

直接、最有效的，為什麼還要用秋水仙？因為當急
性痛風性關節炎發作時，通常表示尿酸值有波動，
造成這一次發作尿酸值變動的因素不見得一下子就
會過去。有時候即使吃消炎止痛藥，可能還是會有
尿酸值波動所造成的後續關節發炎；秋水仙可以在
這方面扮演預防發作的角色。

非類固醇消炎止痛藥是目前
治療急性痛風性關節炎最直接的藥物

　　一般來說如果是痛風性關節炎急性發作，即使
不治療，4-7 天常常也會好，如果很厲害必須治療，
消炎止痛藥還是第一個最直接的治療藥物。消炎止
痛藥當然有很多的選擇，傳統的消炎止痛藥是無選
擇性阻斷環氧化酶、藉由抑制 COX-1 跟 COX-2 這
兩個酵素，來達到降低發炎的效果。新一代的消炎
止痛藥是選擇性環氧化酶 COX-2 抑制劑，環氧化酶

COX-2 在人體是被誘發出來與媒介發炎反應有關；而 COX-1 是常態存在於不同組織器官與許多生理作用相關，若被抑制則容易併發消化性潰瘍、腎衰竭等副作用。與一般消炎止痛藥來比，傳統的消炎止痛藥因沒有選擇性，同時抑制 COX-1、COX-2 這兩個酵素，因而增加消化道潰瘍、腎衰竭等風險。因此新一代消炎止痛藥最主要還是減少或避免傳統消炎止痛藥常見的消化道潰瘍及腎衰竭風險，特別是可以保護減少整個消化道的潰瘍。

如果用傳統的消炎止痛藥，COX-1 也會受抑制，所以使用傳統消炎止痛藥，胃潰瘍、腎衰竭的風險相對比較高，尤其是年紀大的人。新一代的消炎止痛藥，減少了消化性潰瘍、腎衰竭的風險，但是可能會增加血栓的風險，早期因無法明確排除心血管的風險，新一代消炎止痛藥偉克適因此後來被下架。

後來的一些研究顯示，非類固醇消炎止痛藥造

成血栓風險，其實，在所有的非類固醇消炎止痛藥都可能增加風險，只是有些傳統的非類固醇消炎止痛藥血栓風險較低。另外的一些觀察研究顯示更重要的影響因素是劑量，因此適當的使用劑量是避免血栓的更重要的因素，而不完全取決於藥物的種類。同時有些公共衛生的統計發現，偉克適被下架後，雖然吃傳統的消炎止痛藥，再加上氫離子幫浦阻斷劑胃藥，整個腸胃道出血的風險，還是比單用新一代非類固醇消炎止痛藥的來得多，因此新一代的非類固醇消炎止痛藥仍有其臨床的重要性。

　　早期新一代消炎止痛藥，選擇性抑制 COX-2 比較貴，這幾年由於健保的調整相對是比較便宜了，因此可以較普及使用以減少腸胃及腎臟的副作用。而對腎臟的影響最主要是會抑制前列腺素，造成腎血流的減少。像腎臟經由 COX-1 的前列腺素，可以增加腎臟的血流跟循環，所以當病人處於脫水狀

況，或者水分不足，譬如像心衰竭病人、肝衰竭病人或肝硬化的病人，比較容易因為器官衰竭導致體內水分過多，因此會加上利尿劑等的治療，反而導致體內有效循環的血流量不足，在這種情況下，腎臟就更需要保護性的前列腺素去增加腎臟的血流。當有這些水分不足的疾病或病情時，用非類固醇消炎止痛藥，尤其是非選擇性的傳統消炎止痛藥，病人的風險就更高，因為阻斷前列腺素、就直接影響腎血流，更容易造成腎衰竭。

　　痛風性關節炎，尿酸濃度的變動，飲食的攝取是一個重要的變數，此外也跟水分的平衡有關。如果水分不平衡，尿酸更容易波動，因此水分也是造成腎臟病變、痛風容易發作的重要原因之一，因此

在體內水分不足時，如果再加上消炎止痛藥對腎臟的負面作用，更容易造成腎衰竭。

因為疾病因素需限水，但是因為水分不足，這類病人對非類固醇消炎止痛藥的風險比較高，如果這類病人發生急性的痛風性關節炎，可能要選擇最強的抗發炎藥物類固醇，他的風險會比較小。當然病人自己也要小心，盡量注意水分的平衡，無論水分太少、太多，都會造成尿酸濃度的波動。

對於體內有效循環血量不足的人，非類固醇消炎止痛藥的風險是比較高的。曾經有人就因為用一些利尿劑，讓尿酸變高，因為心衰竭，所以他身體內的血液循環量相對不足，這時尿酸的波動性增加，所以這些人發作痛風的風險也高，一旦發作痛風，像這樣的病人其實用非類固醇消炎止痛藥風險是很高的，這時候應該是選擇用類固醇，而不是消

炎止痛藥，因為有可能直接就腎衰竭。

降尿酸藥物

降尿酸藥物基本上分成促進尿酸排泄、跟減少尿酸製造兩大類。以前因為沒有太多的用藥選擇，很多都以促進排泄的藥物為主，以前治療還會搭配很多鹼化尿液的治療，因為可以促進尿酸排泄。促進尿酸排泄的藥物會讓腎臟或者尿路系統裡有比較高濃度的尿酸，容易造成結石或腎病變的風險，所以要用鹼化尿液，或多喝水來讓尿酸溶解容易排泄出去，減少因為吃降尿酸藥物所導致結石、腎病變的風險。

但是人每天吃那麼多東西，尿液中的酸鹼值並不容易只靠幾顆藥，就可以達到所想要的酸鹼值。另一個重點是攝取水分，當人很忙時，或某些場合不適合上廁所，要攝取足夠水分促進尿酸排泄並不容易做到。但以前選擇不多，早年減少尿酸製造的

藥物只有異嘌呤醇 (allopurinol) 一種，其他藥物
benzbromarone、sulfinpyrazone、probenicid 其實都
是促進排泄，因此必須藉助這些鹼化尿液、補充水
分來減少風險。

　　雖然說病人要藉助於生活的調整來控制尿酸，可
是有些習慣要改還是有些困難點，異嘌呤醇是減少製
造來降低尿酸的藥物，但缺點是降尿酸的效果沒有那
麼強，所以有時要用比較高的劑量。在特殊族群容易
產生嚴重的過敏，我們比較熟悉的，就是所謂史蒂芬
強森症候群，造成皮膚黏膜的嚴重併發症，如全身脫
皮、甚至死亡，嚴重的藥物毒性併發症，這在臺灣的
藥害救濟是排名第一的藥物。所以表示它其實有相當
高的潛在的風險。這藥現在還有在用，因為沒有其他
可替代藥，異嘌呤醇最容易產生史蒂芬強森症候群藥
物過敏的族群，就是有遺傳 HLA-B5801 這族群。

　　通常處方異嘌呤醇都會提醒病人，如果吃了這

個藥，一旦出現皮疹、黏膜潰瘍，不要等出現症狀蔓延嚴重了再停藥，寧可先停藥不再用；因為吃到病變很厲害時，一旦出現史蒂芬強森症候群，就不容易處理且相當危險。好發過敏的變數之一是遺傳與 HLA-B5801 有關，目前是可以檢驗的，如果有這個遺傳，產生這個藥物過敏的風險很高，但不是絕對，醫學有時候是機率問題。臺灣人特別需要注意是因為我們 HLA-B5801 的遺傳大概有 10%-20% 左右，用藥要特別注意。

異嘌呤醇除了遺傳體質容易造成過敏以外，對一些腎功能不好，或者使用過量的病人，也容易產生過敏，因為異嘌呤醇的代謝產物，如果過量累積在體內會引起一些免疫反應，這代謝產物跟腎功能有關，所以腎功能不好，要特別注意，異嘌呤醇要避免使用過量。痛風算是比較長期性的疾病，用藥沒有急迫性，如果要使用這個藥物，通常建議就是從低劑量開始

用，這樣可以降低異嘌呤醇產生過敏的風險。

降低尿酸藥物的選擇

　　若依學理及臨床實務來說，減少尿酸製造的藥物是首選，尤其是有共病時，如尿酸腎結石、尿路結石、尿酸腎病變、痛風石等，都是促進尿酸排泄藥物的禁忌或宜避免的藥物。但早期可選擇減少尿酸製造藥物只有異嘌呤醇一種，但又受限於容易引起嚴重過敏反應，因此促進尿酸排泄藥物仍被廣泛使用。

　　近年來才有另一個減少尿酸製造的藥物「福避痛」問世，福避痛有相當好的降尿酸療效，過敏機率很低，成為異嘌呤醇的理想替代藥。不過在部分臨床資料上顯示，有增加心血管疾病的風險，但因不同資料結論並不一致，同時也還沒有明確的因果關係，這些都有待後續累積資料的釐清；但在目前風險及療效資料上仍是理想的降尿酸藥物。

尿酸的理想值

尿酸與飲食、運動跟水分等都有關，有時候不是那麼容易控制，同時尿酸疾病常常是慢慢來不易察覺，有些病人等痛風石長出來才發現，有的人腎結石了才發現。現在越來越知道尿酸對健康的重要性，因此一發現尿酸檢驗是高的，就要積極看待，像有腎結石、有痛風石、有痛風性關節炎的病人，更要開始介入治療，當然尿酸值更要控制在理想的範圍。

很多爬蟲類都用泄殖腔，就直接把尿酸轉換成尿囊素排出來，那種白白的東西其實就是尿囊素，牠們不需要很多的水分去排泄尿酸，但是人類在演化中失去了尿酸酶、尿酸酵素，無法進一步代謝尿

酸，才產生尿酸的存留。在演化過程中為什麼失去這些，還是有很多不同說法，是突變還是進化，現在知道早期的猿人也是一樣。

　　有很多動物，尤其是爬蟲類，沒辦法像人類可以容易取得這麼多水分。尿酸對於健康的重要性是尿酸本身是一個抗氧化物；可是太多時又會誘發體內的氧化壓力，造成健康問題，所以尿酸必須要維持在一個理想值。現在的一些研究，顯示尿酸跟人類血壓、智力是有關的。

尿酸跟人類血壓、智力息息相關

　　尿酸會造成鹽分的滯留，影響提升血壓，重要性在哪？人類為什麼是少數能夠站起來的動物？如果人站起來血壓維持不住，就不可能站起來！所以有人說尿酸在演化上是不是間接幫助了人類的站起來？另外尿酸在智力方面也是有影響的，在一些老年失智或阿

茲海默症患者，發現跟他們的尿酸值也是有關的，當尿酸值太低時對神經系統是有害的，所以尿酸值跟智能的發展有關，演進讓人類沒辦法把尿酸代謝走，讓尿酸留存後，是不是也有進化方面的意義？

　　痛風大部分是在男性，很少在女性，主要是女性荷爾蒙的關係，女性荷爾蒙動情素會增加尿酸的排泄。

痛風的發生，是隨著尿酸值上升

　　小朋友不管男女，尿酸值都會隨著年紀增加，可是到青春期後，女性的尿酸值維持不動，但男性的尿酸值卻持續上升，所以男性就會比較容易痛風。女性要到停經後，尿酸值才會第二次開始上升，

因此女性在生育年齡幾乎是不會發生痛風的，在生育年齡尿酸維持平穩，可以減少心血管等疾病以減少懷孕的風險，而有助於族群的繁衍，間接佐證尿酸值維持在一個理想的範圍，對健康是很重要的。

　　女性荷爾蒙讓尿酸可以維持在平穩狀態，確保生育年齡的健康，因為生育年齡最重要是負有繁衍族群的責任。很多人類的演化從不同角度來看，都自有奧妙在其中。女性荷爾蒙為什麼要去調控尿酸？尿酸為什麼需要被控制？可見尿酸過高過低對健康可能都是不利的。

　　現在的觀念認為：尿酸應該控制在 6 左右，可能是最理想狀態。太低、或到底多低，會產生什麼影響？現在還沒有明確的定論，但認為太低對智能

可能是有不利影響。

　　尿酸不會隨著年齡減少，隨著年齡只會越來越高，因為攝取排泄的改變造成尿酸在體內不斷的累積。

　　尿酸在臨床上的意義，是一個抗氧化物，所以對人體是有幫助，可是當它過量時反而造成氧化壓力是有害的。根據現在的臨床證據顯示，尿酸跟心血管、血壓、抗發炎、心智等可能都有關，表示尿酸對人類的演化可能扮演重要的助力，但是人類生活富裕後，讓尿酸越來越高，因為飲食越好越精緻且越容易取得，就越容易讓尿酸偏高，反而造成對健康的衝擊。

　　尿酸的濃度、尿酸的結晶，是痛風發作的主因，當環境誘因如周遭的環境溫度低時，就容易讓尿酸結晶產生，誘發了痛風。痛風的第一次發作，幾乎都在肢體末端，比方腳趾的末端，是距身體最遠的。

痛風發作的誘因

　　教科書上描述典型的痛風發作，幾乎都是在半夜，半夜睡覺身體沒在活動，體溫會下降，末梢如果沒蓋到被子又是體溫最低，尿酸溶解度一變動就容易發作；所以溫度、飲食、運動、水分平衡，都是痛風常見的誘因。

　　英國醫師湯瑪斯・席登漢，在 1638 年曾描述了典型的痛風發作，晚上沒有任何不舒服的上床睡覺，大約清晨兩點突然被大腳趾劇烈的疼痛驚醒，那痛就像脫臼般厲害，或是被冰水灑在腳趾上，伴隨著發抖、畏寒、疼痛也逐漸加劇；且疼痛擴展到周邊骨頭韌帶，呈現強力拉扯撕裂的痛覺，那引發

的敏感神經，致使連蓋被的重量都無法承受，極端
的痛楚導致下了床，腳也無法點地。

典型的痛風發作

　　溫度、肢體末端是痛風性關節炎的誘因及好發部
位，從發作到極度疼痛只要很短的時間，造成痛風性
關節炎發作最主要的原因是血中尿酸值的變動。先要
有高尿酸的源頭，因此痛風在古早時期還被稱為「帝
王病」或「富貴病」，除了個人體質，就是攝取了過多
的飲食，引起尿酸值波動而發病。引起尿酸值波動除
飲食、水分外，環境溫度及運動量的改變也都是誘因；
因此留意這些變數，可減少尿酸波動避免痛風發作。

　　痛風也是代謝症候群中的一員，痛風之外，血

壓、血糖，血脂及肥胖也都是相關的潛在風險，因此當有高尿酸血症時，各種心血管相關的代謝疾病都得追蹤，甚至治療。

　　血中尿酸值的高低，在諸多變數中與體積有最直接的關聯性，當排除各種與尿酸相關的變數如性別、年齡後，體積是最重要的單一變數，體積越大體內尿酸就越高。近年來各種速食隨手可得，更是年輕人的最愛，隨著體重體型加大，痛風也跟著年輕化，早年痛風一般好發於中年以後，因此理想體重是控制尿酸最重要的一環。

　　高尿酸血症是痛風症候群的源頭，理想範圍的尿酸值已知是健康中重要的關鍵之一，當食物等生活模式的調整仍無法維持理想的尿酸值，降尿酸藥物的治療是必要的選項之一。

服用降尿酸藥物，除了依據體質、肝腎功能之外，最重要是有無痛風性關節炎外的其他表現如痛風石、泌尿系統結石等，選擇合適的藥物。一旦開始服用降尿酸藥物，藥物的遵從性，是痛風控制好壞最重要的因素。斷斷續續服用降尿酸藥物，不僅無法有效控制尿酸，更容易造成尿酸值的波動，進而誘發痛風性關節炎等的發作。

　　因此無法規則服藥的痛風病人，只能用秋水仙來預防發作，並不適合使用降尿酸藥物。對於急性痛風性關節炎發作時，也不適合調整降尿酸藥物的使用，就是已經在使用降尿酸藥物就繼續使用，但不宜增減劑量，原本沒有使用者不宜在急性發作時開始使用降尿酸藥物，以避免尿酸值波動加劇或延長痛風性關節炎發作。

　　誘發痛風發作的尿酸波動，也涵蓋了血中尿酸的下降，當病人曾經尿酸高過，尿酸結晶沉積在關節等組織，尿酸一旦下降同樣可以導致發作。因此急性痛風發作約有三分之一到一半的病人是因為尿酸下降，降尿酸藥物是其中的變數之一，尤其是強效促進排泄藥物，所以使用降尿酸藥物初期，會建議搭配秋水仙或非類固醇消炎止痛藥，以避免尿酸下降造成發作。

　　節食減肥過度，短期內劇烈減重，也會伴隨著血中尿酸的下降，這些都是可能的發作誘因。因痛風發作時不見得是尿酸上升，相當比例更是尿酸下降，所以在急性發作期檢測尿酸，不能反應你平時的體內尿酸，更不能因尿酸偏低來確診沒有痛風性關節炎。診斷痛風性關節炎最重要是典型的臨床表現或關節液中，見到尿酸結晶或吞噬尿酸結晶的白血球。因此維持理想體重，減少尿酸波動因素，是痛風治療重要的關鍵。

第三章

用藥想減量，穩定與否是關鍵

別因害怕副作用而自行減藥

　　七十多歲的郭老先生，他的類風濕性關節炎大概從三十幾歲就開始，就診時是從骨科轉過來，關節已經嚴重變形，雖然還可以行動，但也不算行動自如，就像他自己講的：「有時候要上下車、搭捷運，行動上還是會有一些限制。」骨科把他轉過來，是因為骨科大部分就是用一點傳統的免疫調解藥，再加上消炎止痛藥來緩解他的症狀，但是沒辦法完全解決郭老先生關節疾病的問題。

　　經過風濕科檢查，發現郭老先生就是典型的類風濕性關節炎；發病了這麼多年，關節當然就變形了。檢查報告上，他的類風濕因子、抗環瓜氨酸抗

體都很高，同時他的發炎指數也非常高。

　　我當場跟他討論：「以現在的觀點，應該要積極治療，以前的觀念常認為病久了，關節破壞了，是不是就不再發炎，但是現在從一些臨床表現跟檢查報告，證實發炎還在持續進行中。」

　　郭老先生希望先調整藥物，調藥以後，他其實有好一點，以現在健保的規範，至少要調整藥物半年以上才能考慮是否需要用到生物製劑。半年後，郭老先生還是沒有控制得很理想，各種評估顯示他疾病活性還是高，關節發炎還是嚴重，於是就建議他申請生物製劑。

　　以郭老先生的條件申請，生物製劑是申請下來了，可是他開始覺得這所謂的「標靶治療」聽起來滿恐怖的，用藥是不是更危險？副作用風險更高？他又去請教了一些親朋好友，大家給了他不同的資訊：

　　「你打這個，聽說身體會變差，會容易感染。」

「你又沒得癌症，做什麼標靶治療？會不會反而容易得腫瘤啊？」

太多似是而非的意見，郭老先生聽後更猶豫不決，雖然藥物申請下來，可是他很擔心，考慮再三他決定：「我覺得目前雖然關節活動不方便，也還好，目前這樣，還可以忍受，所以，我想，暫時就不打生物製劑了。」

接續的追蹤跟用藥，郭老先生還是在發炎，他顧忌藥的副作用，蓋過他自己的不舒服；其實從每次回診中，我想他還是真的一直在強忍不舒服。直到有一天，他又發作得比較嚴重，實在無法再忍，郭老先生問我：「以現在的治療觀念，這些生物製劑的藥，真的是相對的安全吧？」

結果治療兩個多月後，郭老先生說：「早知道應該要早一點治療，我漸漸覺得出門搭車子、坐捷運，已經沒有之前卡卡的障礙。」雖然他的關節已

變形，有些關節的功能也沒辦法回到正常，但至少發炎狀況是控制的非常理想。沒了顧慮後，郭老先生就繼續接受生物製劑治療。有天在門診，他告訴我：「那隨著時間從這些治療得到的好處，我真覺得早就應該要接受這樣的療法。」這是郭老先生給自己下的結論。

　　一般來說，接受生物製劑治療，1-3 個月，病人便覺得有顯著改善，其實都還滿快的。病人若症狀實在太嚴重，通常第一個月，就可以非常有感覺：「好像很有進步。」第二個月以後，就覺得跟以前實在差太多；之後病人的感覺是：「原來以前那樣，其實是不正常的，病不是忍一忍就可以得過且過含混過去。」像這樣典型的案例，不勝枚舉，病人常常就「我聽 XXX 說……」不追究真假、莫名其妙害怕藥物的副作用，常常高過害怕疾病的衝擊及併發症，而導致疾病對健康造成更多的破壞、影響。

　　以郭老先生為例,藥都申請下來,卻可以拖半年多、將近一年不想使用。這其實也反映了某一族群的病人,早期他們都認為:「藥物越有效,副作用一定越大。」

　　事實上,現在風濕科的觀念是:疾病控制得越好,身體狀況就越接近正常人,反而其他疾病的風險或者併發症的風險,相對就比較少。

風濕病,也有反覆的可能性

　　醫師當然希望疾病反覆是越少越好,如果病情雖然往好的方向走,但卻還沒穩定,病人因自以為是的「害怕藥物副作用」而自行減藥,當病情反覆

發作，有時候療效會越來越差，可能就要用到更多的藥物。

以 MTX（滅殺除癌）為例，是類風濕性關節炎最主要的傳統免疫調節藥用藥之一，1990 年代後，免疫學的進展，讓大家對於導致病變的一些媒介物有了更多了解，便進入了所謂「標靶治療」的「生物製劑」時代，最先上市的藥，是用於阻斷腫瘤壞死因子，事後研究發現 MTX 為什麼有效，是因為 MTX 的藥效機轉之一就是可以阻斷腫瘤壞死因子。

藉由對於致病機轉的了解及生物技術的進步，有了所謂標靶治療的生物製劑在 20 世紀末問世，基於針對特定致病媒介物的阻斷，使得療效更專一，但對於其他免疫系統影響最少的治療藥物，也因此療效更佳，同時避免增加副作用的風險。針對腫瘤壞死因子的生物製劑是最早應用於臨床。

抗腫瘤壞死因子的用藥，最早是「恩博」，後來

有「復邁」、「欣普尼」，現在最新的是「欣膝亞」，這些雖然都是抗腫瘤壞死因子，可是因為結構不一樣，其實對不同亞族群的病人還是會有一些差異，但基本上療效都是不錯的。但是因為藥物的結構不一樣、作用標的不一樣、代謝不一樣，所以在臨床的表現其實還是有一些差異，除了療效外最主要就是安全性或者方便性的差異。

大概從 1990 年開啟生物製劑的時代，到了 2006 年、2007 年開始，陸續有不是「抗腫瘤壞子因子的生物製劑」，主要是對於免疫機轉的了解，之後有針對 B 細胞的「莫須瘤」，或者針對 T 細胞的「恩瑞舒」，或者針對另一個發炎媒介物第六介白質 IL-6 的「安挺樂」。在 21 世紀初，更研發出可以做為標靶治療的口服小分子藥物，針對阻斷 JAK 激酶的捷抑炎是第一個應用於類風濕性關節炎治療的小分子標靶藥物。

目前對大部分的病人來說，應該都有可以治療

的藥物選擇，這些藥物因為機轉不一樣，對不同的族群也不一樣，如果疾病活性高、抗體高，或者更重要是有沒有合併其他的共病。比如病人有類風濕性關節炎、還有乾燥症；有類風濕性關節炎，還有間質性肺炎；這時要選擇的藥物可能就不一樣，有些對關節特別有用，有些附帶還可以藉由治療其他的免疫機轉，去治療到關節以外的其他表現或共病，這時選擇的藥物可能就要根據病患個別的需要了。舉例來說，疾病的活動度、共病，合併其他器官病變，還有病患個人的耐受度等等都不太一樣。

幼年型「慢性關節炎」或「發炎性關節炎」

　　照理說，類風濕性關節炎最好發年齡是 30 到 50 歲，但是在比較小的小孩也有；小孩因為免疫系統還在建立，所以對於關節炎的表現不完全和大人一樣。

小孩子有時候很難明確的區分是僵直性脊椎炎？或者是類風濕性關節炎？小孩子很難完全區分時，可能會把它合併在「幼年型慢性關節炎」或者「幼年型發炎性關節炎」，標準就比較鬆，但是基本上大部分幼年型關節炎的病人，也要看表現特徵，有些孩子後來是走向類風濕性關節炎，有些人是走向僵直性脊椎炎，鑑別之一是關節外還有沒有其他的臨床表現。

　　在幼年型關節炎裡面，有一個比較特別，就是會有全身症狀，叫「史迪爾氏症」，是全身性發炎性的疾病，以發燒為主，會合併關節炎、皮疹等，但不純粹是關節炎，現在有人認為這是一個獨立的病，但在以前是被歸在全身性的類風濕性關節炎，這個疾病成年人比較少見，反而在小孩身上比較常見。

　　因為小孩的免疫系統還在建立，所以自體免疫病在小孩身上本來就沒有那麼多，現在健保也有給付小孩的一些標靶治療用藥，當然標準是不完全一樣。預後的好壞，最重要是把關節發炎控制好，只要控制得當，幾乎可以跟一般人一樣長大，可是等關節破壞後，預後就是會不好，因為治療再進步，破壞後不見得都可以修復。

關節破壞厲害後就不可逆

　　基本上關節被破壞厲害後就不可逆，或破壞的時間久了就是不可逆，如果病患能越早治療，破壞就會減少。以在公共衛生觀點來看，類風濕性關節炎的治療成本，隨著生物製劑的進步，是比較高的；但是如果早期沒有治療，等關節破壞以後或者行動不便，或關節變形需要開刀、需要輔具，需要人照顧，沒有生產力，病人的直接醫療成本也許沒

那麼多，但間接醫療成本卻是大幅增加。

　　及早治療是最重要的，可是因為這些新藥昂貴，在整體的考量上還是會被受限。現在大部分的生物製劑，雖然臺灣是健保主導，平均來說，一個月的支付成本大概是 3-4 萬元；一般病人要自費，除非經濟情況允許，口袋要夠深，不然長期下來絕對是個負擔，但越早治療越有機會可以緩解，而醫療成本也會更少。

　　早期治療還是最重要，很多的研究顯示：病人早期治療，就算是傳統的免疫調節藥、口服藥物，其實就可以達到類似生物製劑的藥效，但疾病如果拖越久，其實就越難達到預期的療效。

類固醇，可以明顯改善發炎 並不能改變病程

類風濕性關節炎的治療，比起紅斑性狼瘡來說，相對單純，因為臨床上的表現沒有紅斑性狼瘡那麼複雜，但關節炎時間久了，就會有其他關節外的器官侵犯，像間質性肺炎、乾燥症，但畢竟關節發炎還是最主要的病變根源。

早期醫界對關節炎，只能用消炎止痛藥，在1950年代以後有類固醇，其實類固醇最先開始用在風濕病，不是用在紅斑性狼瘡，而是用在類風濕性關節炎。因為類固醇到現在為止，低劑量使用，就是最有效的抗發炎藥物，比消炎止痛藥的抗發炎藥效更強。

　　類固醇用在類風濕性關節炎，療效真的非常好。後來隨著使用時間發現，類固醇不管是用在紅斑性狼瘡、類風濕性關節炎，類固醇可以明顯改善發炎程度，改善臨床症狀，可是常常不能改變疾病的病程。在類風濕性關節炎，最主要就是關節會破壞，破壞以後其實是不可恢復的，這種破壞從開始發病的 3-6 個月內，其實就會逐漸開始。

　　類風濕性關節炎對關節的破壞，從開始發病的 3-6 個月內開始，如果都不治療，兩三年內大概就有三分之一以上的病人，會破壞得非常厲害，甚至無法工作，而這樣的破壞是不可逆的。

　　以類固醇來說，可以緩解症狀，可是一樣沒辦

法改變疾病的病程，但是很多病人有時還滿依賴類固醇，他不見得劑量要吃很多，大概體重每公斤 0.2、0.3 毫克，等於吃錠劑的 1-3 顆，就可以緩解病情的不舒服。因為類固醇抗發炎太有效，以至於很多病人會忽略其他免疫調節藥物的重要性，因為會覺得其他的藥吃起來沒有什麼感覺，反而會認為類固醇是類風濕性關節炎最主要的用藥，但實際並非如此。

可以改變病程的「免疫調節藥物」

1970 年後，陸續有各種免疫調節藥上市，這些免疫調節藥物可以改變病程，可是在類風濕性關節炎早年能選擇的免疫調節藥物種類非常少，相對副作用也比較大，像早期有用金製劑在治療類風濕性關節炎，也有所謂的用青黴胺來治療類風濕性關節炎。但這些藥物副作用相對較多，所以在早期病人接受度不是那麼好。

　　早期類風濕性關節炎的治療觀念，是先用一種藥，這種藥沒效，再加另一種，若是藥效還不好，再加另一種……這樣的療法可能因長期療效不佳，造成關節炎進展惡化，而且最主要是拖過半年以上而錯過治療的黃金時間，對病人來說關節已經開始被破壞，一兩年便可以破壞得很厲害。早期這種「倒金字塔」式，藥種類越用越多的治療模式，以現在對類風濕性關節炎病程的了解，是緩不濟急的療法。

　　當醫藥界對疾病更了解，尤其接著有其他免疫調節藥物陸續問世，便產生了新的併用療法：當一開始，病人診斷確定是類風濕性關節炎，屬於高風險的族群，就是說受波及關節數目是多的、發炎指數是高的，或者類風濕因子很高、抗環瓜氨酸抗體是高的，通常都表示預後是比較差的族群，一開始醫師便可能會用併用療法。醫師會一次就給兩種或三種免疫調節藥，最主要是當時發展的免疫調節藥

比起早期藥物相對比較溫和，對疾病越早治療，如果發炎關節控制穩定，藥物便可以慢慢減下來。

關節破壞有很多階段，剛開始有一點蛀蝕、有一點骨鬆、有一點發炎、腫脹，但久了以後骨頭會蛀掉，滑液膜會開始增生，漸漸就把骨頭蛀蝕掉；韌帶有時候也會受影響，接下來就開始變形了；結構一旦有了破壞，其實就可能無法完全回復回來。

在治療還沒那麼進步的時代，有時候病人會需要很多輔具，甚至需要開刀，因為關節已經破壞到需要開刀去固定，才能讓病人維持在可能、可以、達到最多功能的一個位置，但就是回不到原本可以用的完整性功能、動作。類風濕性關節炎病人後期也有各種輔具，有些是固定肢體的，是讓病人活動時配戴；有些是輔助病人進食，畢竟類風濕性關節炎最主要表現就是左右對稱、手上多處小關節受影響，一旦關節破壞連帶很多動作可能會受影響。這

時候輔具便可幫忙日常生活的用餐、打字、拿、握……。好在 1990 年代後治療進步，輔具需求性大大下降，但畢竟還是有人很擔心藥物的副作用，不好好治療。

　　以前的時代，類風濕性關節炎病人隨著時間一長，關節幾乎都會有一定程度的破壞，甚至破壞殆盡，有的人到後來完全不能行動。類風濕性關節炎也會影響第一頸椎，第一頸椎如果脫臼嚴重也很危險，因為會壓迫到骨髓，那裡剛好是生命中樞，萬一遇上這種狀況，第一是開刀去把第一頸椎固定，第二就是脖子戴護具。已故作家杏林子就是最典型的例子，經歷了不容易被治療、藥物選擇很少的時代。

關節不舒服
超過七天一定要非常有警覺

　　三十多歲的吳太太，最近老是覺得關節腫痛，逐漸開始影響到生活。從開始不舒服到去看骨科醫生，約兩三個禮拜時間，沒想到醫生初步檢查後說：「是類風濕性關節炎。」

　　或許是吳太太屬於對醫療資訊比較敏感、有警覺意識的人，一聽說就是「類風濕性關節炎」，立刻轉往免疫風濕科看診。經過檢查確認是類風濕性關節炎無誤，吳先生第一個反應就問：「什麼藥最有效？」

　　「以現在的觀點來說，當然就是標靶治療的生物製劑是最有效。」我回答。

　　吳太太緊跟著問：「我可以用這些藥物嗎？」

　　這麼積極的病人與家屬，在初診其實很少見。

　　「我知道類風濕性關節炎拖久了關節會變形，是恢復不來的，我才三十歲出頭，希望可以用最短的時間，把疾病控制下來。」

　　「以健保的規定，起碼要治療半年後，經至少兩種以上的傳統免疫調節藥物，如果還是控制不好，才能去用生物製劑的藥物。如果要一開始就使用這些藥，是要自費的。」我建議：「不管是不是要用生物製劑的藥物來控制，吳太太還是得先接受一些傳統免疫調節藥物的治療，這樣有助於疾病更快穩定，如果穩定後，這些生物製劑，便可以用得少些。」

　　「我希望太太的病可以盡早緩解，從發病這麼短的時間，關節發炎便這麼厲害，我們很擔心一拖延，關節傷害會更嚴重。」

　　「我們不想浪費時間，我們清楚知道，越早期治療累積的關節破壞越少，越有機會讓整個關節炎

的活性能完全緩解，將來才越有機會把這些藥物拿掉，就請直接使用標靶治療藥物吧！」

既然如此，就從比較輕的入門劑量，用奎寧跟用滅殺除癌，但是滅殺除癌的劑量，每個禮拜 3 顆、約 7.5 毫克的劑量，再加上注射生物製劑；兩個禮拜後，吳太太再回診，關節發炎就改善很多了。像她這樣很快的、當機立斷的治療，關節炎完全緩解的機率就非常高。

從我們後續的追蹤驗血、臨床評估，改善算如意料，吳太太希望更有進步，後來隔兩個禮拜又注射一劑用藥，……因為明顯改善，便改成每一個月注射一次，口服藥就維持最低的維持量，幾乎就可以控制病情到都不發炎的程度。

吳太太的自費金額，一個月大約要花一萬到兩萬元之間，長期下來也不便宜。但也有位病人王先生提出他不一樣的想法：「我每個月自費花一萬多塊

錢穩住病情，但是我可以正常去工作，賺四萬多塊錢薪水，生活品質可以改善維持，那算下來，我每個月還能有三萬多的收入，如果這筆錢不花，我的生活品質、工作能力都受限，搞不好還倒虧更多。」這位病人到現在為止，都還在每個月注射一次最低量的生物製劑，他的病情也控制得非常穩定。

　　像吳太太還這麼年輕，使用生物製劑治病，會不會影響到日後的懷孕？好在現在新的生物製劑或標靶治療，有些已經確認是懷孕、哺乳期可以使用，有些雖然沒有確認，但陸續累積的資料，顯示目前市面上風濕科使用的生物製劑沒有懷孕安全性疑慮的報告。

懷孕期間，類風濕性關節炎其實跟紅斑狼瘡比

較不一樣的是，懷孕期間類風濕性關節炎有一部分病人反而是會比較緩解。

　　類風濕性關節炎治療比紅斑性狼瘡更單純，近年進展也更快，因為關節受損是比較容易評估的，不論是臨床表現或血清學發炎的程度、X光影像學、甚至還有超音波、核磁共振，因此臨床試驗方面，都可以做到很精準的評估、使得各種標靶藥物得以陸續應用於臨床。

　　紅斑性狼瘡在懷孕期間，通常是不穩定的機率增加，與類風濕性關節炎的免疫機轉還是不太一樣。風濕病的早期治療是現在正在推的觀念，最主要就是希望病人可以盡早治療，好處是比較不會有累積關節或者器官的受損，越早治療緩解的機會越高。如果越拖延治療，緩解的機會越低，越容易留下一些慢性的殘餘病變，日後就是用藥控制也無法

完全復原。

　　類風濕性關節炎，目前有這些生物製劑、標靶治療，免疫調節藥物等可做選擇，不像早期只有消炎止痛藥，或類固醇，有的時候比較嚴重的病人連症狀緩解都不一定能辦得到。傳統的一些口服免疫調節藥物，不僅症狀緩解改善、病程改善，有部分病人連結構的緩解都有可能，但畢竟還是少數。現在標靶治療的生物製劑，對病人來說，不止是症狀的緩解，疾病血清學的緩解，連關節結構破壞的緩解，都是可以達到的治療目標，再次強調：盡早治療是關鍵。

關節破壞沒到結構，只在發炎階段
有部分病人是可以完全緩解的

　　病人越早治療，關節破壞越少，如果破壞還沒有到結構，只在發炎的階段，有相當機會是可以完

全緩解。以風濕病，或者類風濕性關節炎的治療來說，目前的常用藥物選擇有類固醇、非類固醇消炎止痛藥、免疫調節藥、生物製劑。

類固醇、非類固醇消炎止痛藥

是所謂的「症狀緩解藥物」，作用在緩解臨床症狀，沒辦法改變疾病的病程。

免疫調節藥物

可能可以改變疾病的病程，但病人必須及早就開始治療，若是延遲了醫治，關節結構一旦產生變化，可能產生不可逆的影響。

傳統免疫調解藥物的療效，還是沒有生物製劑標靶藥物的專一性或特異性高、雖然有療效，可以去改變疾病的病程。但這些免疫調節藥物其實在統計上，很多的病人還是會慢慢發生結構性的變化，

所以療效上要達到疾病完全緩解控制的程度，還是比較不足。目前根據致病免疫機轉最重要的媒介物，或最重要的細胞來發展的生物製劑，去阻斷致病的關鍵步驟，以達到緩解疾病及減少對其他免疫系統的影響。

生物製劑

以現在來說，生物製劑不只緩解症狀，不只改變疾病的病程，有一些臨床資料顯示，生物製劑可以緩解關節結構的破壞。從症狀的緩解，到結構的緩解，在生物製劑陸續問世後，這樣的期待已經是可能的。

早期的治療藥物，只能求症狀的緩解，逐漸的，免疫調解藥物可以達到病程的改變及部分結構的緩解，可是還是不夠。目前能夠完全達到結構緩解的，大概只有生物製劑；但是最重要的，其實還

是要病人能及早治療。

　　早期只有症狀緩解的治療像類固醇、非類固醇消炎止痛藥，吃了沒症狀，可是疾病一直都在進行。疾病的緩解就是症狀減少了，疾病也要不再進行，但是疾病要到完全的緩解，就以前的傳統藥物來說，是真的比較難。所以即使疾病已經在臨床上讓病人都覺得他還不錯，其實還是有輕微慢性的發炎，時間一久還是會有關節破壞。

免疫風濕科疾病所謂的「緩解」

　　現在的生物製劑或者標靶治療，幾乎可以讓發炎完全沒有，身體結構、骨頭也不再有進一步的破壞，尤其是早期治療，這觀念非常重要，越早期治療越有機會完全緩解，所以在國外越來越推早期治療。但畢竟這些藥物相對昂貴，所以早期治療要落實推廣，健保會有相當多的成本考量，畢竟健保得

兼顧到很多不同的族群，得去衡量能提供給病人怎樣的治療模式。

但對個別病人來說，有的病人會希望可以速見療效，盡快得到緩解。但多數病人比較在乎的還是怕藥物的副作用。今天免疫風濕科也跟其他慢性病一樣，希望病人的症狀沒有了，評估也都改善了，甚至 X 光也沒再破壞，這樣才叫「緩解」。

免疫風濕科的疾病，不是像感冒、拉肚子，好了就不用再治療。到目前為止，風濕科的疾病緩解到底要多長時間病人才比較不會再復發？其實並沒有非常多的資料可以顯示病人緩解到底要多久？才比較不會再復發。我們講過疾病遺傳的因素、環境的變數，遺傳不會改變，但環境變數一直存在，因此以紅斑性狼瘡的觀念來看，緩解一般起碼最短也要半年，但一般是希望可以有一兩年以上的緩解，才叫真正的緩解。疾病再復發的風險也比較少，但

即使病人已經有一兩年達到了緩解，以現在的治療觀念，還是會維持一點基本的藥物持續治療以避免疾病的復發。

如果疾病活性是高的，通常病人開藥就不會用慢性處方箋，生物製劑大部分約三個月要申請一次，如果病情很穩定的病人，頂多只能使用一次常規看病的慢性處方箋。如果是用傳統藥物治療後，非常穩定的病人，便可以用連續處方箋，類風濕性關節炎，不是說臨床症狀好了疾病就好了。

就緩解來說，從臨床症狀緩解、到血清學緩解、到終極目標結構破壞的緩解，以現今的生物製劑標靶治療，風濕免疫疾病的緩解都是可以期待的。

免疫風濕科所謂「疾病的緩解」，最好是連身體

結構都可以緩解，跟一般疾病的治癒是不一樣的；治癒，是病人再也不會有這個疾病的困擾。

　　但只要是人都會生病，除了感冒、拉肚子，幾乎都跟遺傳體質有關，高血壓能治癒嗎？糖尿病能治癒嗎？不行！自體免疫病有遺傳體質的因素在，所以一般在風濕科是不講治癒。

　　以現在來說，早期治療或者好好控制，其實大多數的病人是可以維持在「沒有疾病」的狀況，就是有機會回到發病前的狀況；這樣病患跟一般人在日常生活上，除了回診看醫師、做檢查、吃藥，其實也沒太大的差異。

　　類風濕性關節炎病人的壽命會比一般人短，是指以前的時代，可能會比一般人短個 10-20 年，最主要是關節破壞變形，以後越來越多的併發症纏身。再來就是關節越壞的病人，併發症也越多，像

乾燥症、間質性肺炎，或其他器官的病變。

　　當這些病變越來越多，病人的壽命就會受到影響，自我行動出了問題，感染的風險自然高出很多。生物製劑因為太有效，早期就被認為越有效的藥副作用越多，再加上早期抗腫瘤壞死因子的治療跟一些結核菌感染有關。因為結核菌感染時，需要腫瘤壞死因子去讓身體內的免疫反應，把結核菌限制在肉芽腫結構裡，如果用抗腫瘤壞死因子，這肉芽腫不易形成，就比較容易經由暴露得到活動性感染。其實在一些統計，單就類風濕性關節炎本身，如果沒有控制好，結核菌感染的機率就是一般人的2-4倍。

　　單疾病本身就會增加併發症的風險，那這些併發症的機率就會影響病人的壽命跟健康。如果疾病控制越好，病人的免疫越平衡，就越接近正常人。但以前的時代，因為沒有辦法控制得那麼好，光是

緩解症狀這件事，就不一定可以達到，更何況要緩解發炎、緩解結構受損，因此時間一久，還是很多的關節破壞。

關節症狀如果反覆來去，就麻煩了

在風濕科，我們常常講，如果病人一個關節症狀，在一般時間內沒有緩解，就要考慮有沒有其他的問題。如果這個症狀來來去去，既沒有運動傷害或其他特別的問題，一般來說，5-7 天應該要慢慢在改善，兩個禮拜內一定要有改善。等於一個普通人，如果有關節方面的不舒服，超過七天、超過兩個禮拜，就一定要非常有警覺心。尤其是臨床上強調當症狀來來去去，就麻煩了。如果症狀反覆，病人的身體，一定有某些問題要追究。

緩解病情多久時間，才叫「真正緩解」？

以現在的觀念，臨床上，醫師的治療目標是希望可以達到完全的緩解，尤其是關節沒有結構的破壞，一般來說，起碼半年以上，最好可以有兩年以上，才叫真正的緩解。

健保對用藥的給付

以健保對用藥的給付來說，如果病人的嚴重度超過一定程度，用傳統的免疫調節藥物沒辦法控制好，健保是有給付生物製劑；條件是基本上，病人至少持續就醫治療半年以上，經充份藥物治療卻效果不佳者。

站在醫師的角度，當然希望病人可以完全緩解，如果超過兩年病情有緩解，接下來再慢慢看能

不能減藥。但是有些病人減得掉，有些病人是減不掉的，因為免疫系統牽涉到個人的體質因素，跟病人所處的環境變數。

　　目前健保一旦符合使用生物製劑，至少可以持續治療兩年，達到緩解後健保會依病情開始減量治療，若持續緩解可能被停藥，但若關節炎有復發現象，仍可再申請繼續使用。

復發性風濕症

　　復發性風濕症在以前，也是被歸在類風濕性關節炎。但是後來研究認為：復發性風濕症，本身可以是一個獨立的疾病，也可以是其他如類風濕性關節炎、僵直性脊椎炎等風濕病的早期表現，因此有的人糾纏了一輩子，還是復發性風濕症。

　　復發性風濕症典型的表現，是「急性關節炎」，可能發生在單關節或多關節，通常一發作，有的病人幾個小時就過去，大部分是得熬個幾天，但很少

超過一個禮拜。

　　發作的位置，每個病人不一樣，有人好發在手，有人好發在腳。復發性風濕症最大的特點，是如果還停在復發性風濕症的疾病範疇裡，即使很多年，關節也不會損壞。

　　所以以前有些人認為復發性風濕症，反正只要發作時吃吃消炎止痛藥就好，關節又不會壞，不一定要去處理。如果病人一年只發作幾次，通常就不會建議一定要去做處理，但是復發性風濕症在西方國家，大概有三分之一的病人，甚至更多，會變成類風濕性關節炎。

　　這是疾病進展的過程，除了類風濕性關節炎，有一部分人會走向僵直性脊椎炎，或者血清陰性關節炎，但不管轉變成哪一種，都是來自疾病早期復發性風濕症的臨床表現。如果病人發作的頻率越來

越高，或者不會在 3-5 天、1-2 周內緩解，可能就得去考慮疾病是不是在往下個病程進展。

如果驗血有出現類風濕因子、抗環瓜氨酸抗體等，通常表示病人在轉成類風濕性關節炎，這時可能得盡早治療才是比較好的選擇，不要等一再反覆發作，越來越控制不住再尋求醫治；不論現在的醫藥有多進步，還是希望病人可以盡早治療。

復發性風濕症有時候會被當成痛風治療，其實臨床表現還滿像的，有少數病人發作也跟特定的食物種類有關，但每一個病人又不盡相同，像有些人吃特定海鮮、紅肉，就導致他發作。如果病人有警覺，知道哪些食物會比較容易引發，其實避開那些食物是會改善的。不過，每一個病人會誘發的因子可能都不完全一樣，在臨床觀察，有些病人會因為特定的食物、壓力、運動傷害等而發作。

復發性風濕症和痛風性關節炎不太一樣

痛風性關節炎很少從手先發作，但復發性風濕症常常是手先來。痛風性關節炎在女性通常是停經以後發作比率才會慢慢增加，但復發性風濕症，基本上是一個風濕病，所以也好發在女性身上。儘管復發性風濕症臨床上表現像痛風，因好發在手上及年輕女性，因此在臨床上跟痛風性關節炎還是不完全一樣。

女性如果在停經前產生類似痛風的表現，除非家族有痛風病史及本身尿酸值是非常高，還是要考慮是不是復發性風濕症，因為病情會來來去去的反覆，有時候時間又持續不久，所以會被忽略。

如果醫師發現，當病人有逐漸進展成「類似」類風濕性關節炎，會建議當類風濕性關節炎治療。復發性風濕症有時會被忽略，被當成痛風性關節炎在治療，因為有些臨床表現是很像急性痛風性關節炎。但如果是女性，或者病人的手關節反覆在發作，而完全沒有下肢發作病史，這種在痛風性關節炎，都是屬於比較不常見或不典型，病人可能就是復發性風濕症，而不是痛風性關節炎。

我常被問：「像這些風濕疾病，如果一般人不是那麼懂，當他覺得痠痛到不對勁了，該看什麼科？」除非看診醫師對風濕病也有所了解，不然病人會兜很多圈子找醫師。有不少病人在各科遊走了一段時間之後，才找到風濕科，病就已經算嚴重了，幾乎已經過了及早治療的黃金時間。

不過因為復發性風濕症相對是比較良性的，病

人只要在進展惡化成類風濕性關節炎或者僵直性脊椎炎之前開始治療，其實都還好，因為復發性風濕症發病雖然會造成病人不適，但通常自己會好，有時吃吃消炎止痛藥也會好。有病人一年也不過發作一兩次，若僅為了一兩次發作又是會自行緩解，醫師到底要不要用藥？還是有討論空間。

　　但是如果病人幾乎每個月都在發作，可能就得考慮要去介入治療。雖然復發性風濕症是一個比較良性的風濕病，但基本上還是免疫系統問題的疾病。

關節炎病人運動原則：不超過負荷

　　天氣的溫差、濕度，會對關節炎的病人有影響。

　　人體的骨骼，只是一個支架，我們的肌肉、韌帶這些軟組織才是維持身體姿勢及活動背後的力量，通常如果天氣變化幅度大，對軟組織的影響其實是比較大，肌耐力也會比較差，所以關節炎的病

人，都需要做適當的運動或肌力的訓練，肌肉的力道才能做為骨骼關節的支撐。

　　凡有各種關節炎的病人，運動是復健的一部分，比較重要的是做任何運動都不要過量，因為，如果肌力不足，其實會影響關節的穩定度，肌力不足，身體骨骼關節也比較容易超過負荷，是會加重關節炎惡化的。

　　相較於在風濕性疾病中，復發性風濕症還好，但如果病患有關節炎、或者類風濕性關節炎比較嚴重、或已經有點變形，去復健科是有必要性的，主要是復健科能教病患怎樣去運動才比較有效，或者怎樣去使用肌肉，關節功能才可以避免受到傷害，

或怎麼樣使用肌肉去代償受損的關節。過程中也會教病患一些訓練動作去增加肌力，基本上運動就是要適能、適量。

肌力或肌耐力，是支撐關節穩定的主要關鍵，當肌力不足就容易增加關節負荷，因此運動對關節炎的病人尤其重要。即使關節炎活性很高，還是希望藉由被動的運動去維持肌肉張力，避免攣縮造成關節變形。

訓練肌力，以主動運動、有氧運動為主

就像飲食均衡，再好的食物攝取過多對健康一樣沒有助益，運動也要適時適量。肌肉不同於其他組織器官，肌肉細胞數目在成年後就不再增加，在有限的肌肉細胞下，肌力的來源在於每個肌肉細胞的變大；也就是肌肉細胞的結構，必需先有破壞再重新架構變大。因此肌力的增加必需是漸進式的累

積訓練，過度訓練反而造成肌肉細胞的破壞而來不及重新架構，所以運動量是運動本身是否有益於健康的關鍵之一。

　　過度運動的強求硬撐，不僅讓體力應付不來，反而容易造成傷害；以關節炎的病人來說，要避免衝擊性運動、容易受傷的運動。合理的運動量，是「量力而為」，可以請教醫師或物理治療師，不是三天打魚兩天曬網，而是持之以恆，量力而為最重要！

第四章

免疫風濕病最常見的共病
乾燥症

乾燥症的拍案驚奇

　　50 多歲的林先生，因被害妄想症被收到精神科去做診斷治療，但是精神科的專科醫師跟住院醫師評估，林先生的被害妄想，跟典型精神病的被害妄想，就是有些不一樣，所以就覺得林先生是不是還有其他的問題？

身上竟然測不到維他命 B12

　　在做完一些跟神經系統有關的檢查，結果發現林先生最大的不正常是他身上維他命 B12 幾乎測不到！維他命 B12 是一種輔酶參與許多生理功能，尤其是神經、皮膚、黏膜相關性更高。測不到維他命

B12，除非林先生非常偏食，因為很多食物都有維他命 B12。維他命 B12 缺乏通常比較常見的原因是吸收功能的問題，而不在於飲食，除非飲食真的偏得太離譜了。

維他命 B12 缺乏，早期稱之為「惡性貧血」，因為維他命 B12 缺乏的時候，嗜中白血球，會看起來惡形惡狀，所以叫惡性貧血。林先生之所以會維他命 B12 缺乏，後來發現其實跟免疫系統有關。

自體免疫病有一個「抗胃壁細胞抗體」，抗胃壁細胞抗體使胃壁慢性發炎萎縮以後，沒辦法分泌內因子，結果就影響了 B12 的吸收，導致 B12 的缺乏。在早期，當維他命 B12 缺乏這麼多，自體免疫病是要被考慮進去的，尤其是惡性貧血。

林先生經過各種檢查後發現他不是典型的惡性貧血，是有「抗甲狀腺」的抗體，應該是說他有「免疫性甲狀腺炎」這個疾病。林先生雖然有這些抗體，

但是他的甲狀腺功能都正常，再加上 B12 缺乏，又不是惡性貧血的抗胃壁細胞抗體，跨科會診後，懷疑林先生會不會是乾燥症？

做了唾液腺、淚腺功能的檢查，林先生真的有乾燥症，他淚液、唾液量是不足的。在這種情況下，從他完整的病史再加上檢查綜合診斷，證實林先生有免疫性甲狀腺炎的「抗甲狀腺抗體」，這個抗體因攻擊唾液腺導致了他得乾燥症，乾燥症再導致胃壁細胞黏膜的受損，胃黏膜成了最主要的受損位置。

胃黏膜受損後，導致出現了與惡性貧血類似的臨床表現，就是林先生的維他命 B12 的吸收出現問題。經過 B12 的補充，加上免疫調節藥物，乾燥症的治療後，人很快的就恢復正常，可以回去工作，過著跟一般人其實沒有太大差異的生活；這就是典型乾燥症慢慢造成器官病變的例子。

乾燥症的很多病人就像林先生，有嘴乾、眼乾等等的不舒服，可是他經由很多不自覺的生活習慣的改變去調整，改善這些不舒服，所以他一直不覺得其實是有疾病在發生、慢慢在進展。

甲狀腺抗體，造成一身的痠痛

八十多歲的葉老太太，一開始是全身痠痛，看了很多科醫生，用了各種藥物，反應都不是那麼好，老太太就是一直在痠痛，可是檢查沒有明顯的關節發炎，也沒有明顯的神經病變，但她就是極不舒服，嚴重影響到睡眠，然後輾轉找到風濕科。

風濕科幫老太太做了詳細檢查，尋找可能造成這些痠痛的一些疾病，像甲狀腺等。結果發現老太太甲狀腺功能是正常，可是她有甲狀腺抗體，抗體讓她有甲狀腺以外的一些臨床表現，而這些臨床表現導致了老太太的睡眠受到影響，引發了這些痠痛。

　　葉老太太吃了奎寧免疫調節藥後，甲狀腺抗體慢慢平穩下來，痠痛就明顯改善。老太太問我：「為什麼覺得以前那些藥的效果沒那麼好？」因為那些藥主要都是治療神經痛、痠痛或抗發炎的症狀緩解藥物，可是她主要的問題是甲狀腺抗體，導致她非特異性疲累等的症狀；雖然那些早期藥物也許可以緩和一些症狀，但卻不能改變免疫性甲狀腺炎的源頭。

　　剛就醫時，因為葉老太太沒有特別提出些什麼蛛絲馬跡，也沒有特別注意怎麼會一下子全身疲累痠痛，所以一路就診，也沒醫師發現她有甲狀腺抗體、有乾燥症的問題，才導致她因乾燥症而引發慢性的疲累痠痛，又嚴重的影響了她睡眠的品質。

　　直到有一次她在門診，無意中抱怨：「我都年紀這麼大，家人做菜都還煮那麼鹹，每天、每一道菜，都那麼鹹，這對健康不是很糟糕的事嗎？」當

場陪她來看病的家人，臉色尷尬極了；因為陪老太太來看病的家人，言談舉止謙和有禮，連診間護理師都拋出「怎麼可能會這樣」的疑惑眼神。

站在風濕科醫師的看法，我直覺反應是：「難道味覺改變了？讓她對很多食物產生了不一樣的感受？」

老太太經過唾液腺的檢查後發現，她真的有乾燥症，唾液分泌相當不足。經過各種乾燥症的治療，幾個月後，老太太告訴我：「最近不知到為什麼，家人對我的態度改變了，給我吃的飯菜味道，不只變好了，也多樣化了。」

這是一個很典型乾燥症的案例，躲藏在全身痠痛、甲狀腺抗體背後，如果不細細追究，會被忽略掉，老太太家人不孝的黑鍋，豈不揹得冤枉？

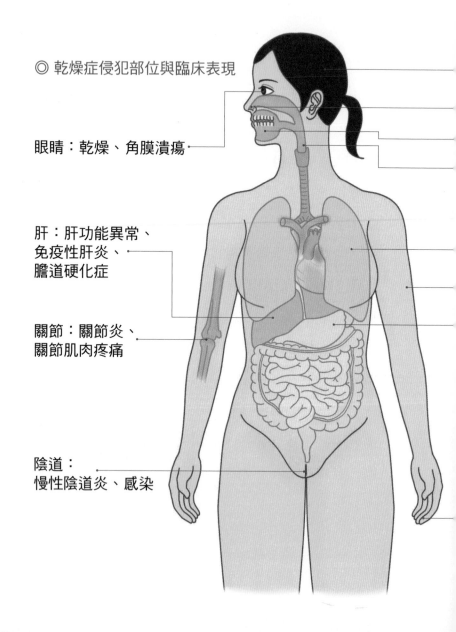

◎ 乾燥症侵犯部位與臨床表現

眼睛：乾燥、角膜潰瘍

肝：肝功能異常、
免疫性肝炎、
膽道硬化症

關節：關節炎、
關節肌肉疼痛

陰道：
慢性陰道炎、感染

————————中樞神經系統：注意力渙散、憂鬱

————————鼻腔：反覆性鼻竇炎、流鼻血、嗅覺改變

————————口腔：蛀牙、咀嚼吞嚥說話困難、牙周病、念珠菌感染

————————食道：吞嚥困難、發炎、潰瘍、食道逆流

————————肺部：支氣管炎、間質肺炎、肺纖維化

————————皮膚：乾燥、血管炎

————————胃：慢性胃炎、食道逆流、消化不良

————————神經系統：周邊神經病變、感覺異常

潛藏乾燥症的健康衝擊
消失了的嗅覺

　　門診曾經有位三十多歲的楊小姐，有一天突然發現有些味道聞不到，嗅覺好像不見了一樣。因為她長期在風濕科看診，醫師立刻警覺是不是乾燥症？經過檢查，報告證實楊小姐的唾液、淚液都有不足，經過治療她的嗅覺慢慢地一部分一部分的恢復。

　　但是這種發病都是慢慢的來，楊小姐的嗅覺據她自己的描述：「算有部分恢復吧，其實沒有完全正常回來。」這就是我們常常講的，因為發病是慢慢的來，容易被忽略，萬一又沒有早期治療，當有些組織器官已經受損，就不容易再修復回來。

腺體分泌不足的咳嗽

乾燥症也會乾咳，但乾燥症的乾咳跟間質性肺炎純粹的乾咳沒痰是不一樣的。乾燥症的咳嗽，要不覺得痰量不多有異物感，要不便是覺得痰很黏，最主要是因為腺體的分泌不足。

間質性肺炎病人，是一個相當大的族群，因為初期也是乾咳，通常當病人會去看醫生時，已經都會喘了。可是這種喘，不是一開始就喘得很厲害，因為間質性肺炎牽涉到換氣問題，常常是有活動體力負荷時才喘，可是肺部、胸部 X 光檢查，初期不見得可以看出什麼。

在風濕科，這幾年大家對於疾病有更深入的了

解，所以如果病人主述有乾咳、或有一點喘，X光
又不是那麼明顯，有時候醫生會主動先排肺功能的
檢查。肺功能裡又以一氧化碳的通透性優先，因為
這對診斷間質性肺炎是最敏感的檢查之一，尤其是
在間質性肺炎的早期。一氧化碳的通透性如果有受
損，通常間質性肺炎或者肺間質病變的機率、風
險，就增加了。

　　一氧化碳的通透性肺功能的檢查，是讓病人吸
入一氧化碳。我們都聽過一氧化碳中毒，因為一氧
化碳是比氧氣更容易由肺間質來通透換氣，如果肺
間質有病變，氣體通透就有問題。所以利用吸入一
氧化碳，看一氧化碳送到體內的比例，來換算病人
的肺功能換氣有沒有障礙，這是比較敏感的早期檢
查，但也可用於追蹤肺間質病變的進展或改善。

　　如果對病情有高度懷疑，像肺纖維化或間質性

肺炎，在以往有人會建議，做肺部的小切片去化驗看病人是屬於哪一種肺組織纖維化的病理形態？現在電腦斷層進步，有高解析度的肺部電腦斷層檢測模式，可以提早知道間質性肺炎的程度，所以有逐漸去取代肺部切片的趨勢。

當遇到不能明確區分疾病時，還是得去做肺部切片，但畢竟比較侵入性，除非必要，尤其是在自體免疫病風濕病這一塊，合併肺纖維化或者間質性肺炎，其實在很多臨床資料，都顯示越早治療越重要，預後越好，而不是完全取決於病理形態的分類。肺纖維化分成很多種不一樣的組織型態，對於治療的反應跟預後是不完全一樣的，但是在自體免疫病或風濕病領域，治療的早晚對於預後的重要性遠高於病理形態的分類。病理形態的重要性，則是在歸屬特發性，或原發性肺纖維化，才比較重要。

如果病人有風濕病，尤其是比較好發間質性肺

炎的風濕病，譬如像多發性肌炎、皮肌炎、硬皮
症、乾燥症、類風濕性關節炎……這些都是比較容
易有肺纖維化的風濕病。萬一病人有乾咳、有點
喘，可能就要提醒醫師注意，要不要安排這些肺部
檢查，盡早釐清肺纖維化或肺間質肺炎併發症的可
能性。

頑固型隱球菌感染的成因

六十歲左右的林先生，因發燒併發肺炎，住進
感染科。感染科經過檢查後發現，是隱球菌肺炎，
便開始用抗黴菌藥物治療。可是治療半年後，林先
生的症狀有改善，但隱球菌感染，血清學檢查就一
直顯示有殘餘的隱球菌感染，沒有辦法完全清除掉。

驗血怎麼驗都還是有那麼一點，可是林先生已
經用藥超過半年，感染科醫師覺得他的抵抗力是不
是有問題？為什麼他的感染一直沒辦法控制到完全

好？於是就請他到免疫風濕科檢查他的免疫系統，
追查到底有沒有問題？

　　免疫風濕科的初步檢查，覺得林先生是不是有
某種的風濕病存在？問診起來，又沒有很典型風濕
病的表現，除了林先生說：「喜歡喝水，有時候覺得
身上比較乾燥，多喝水後，其實、好像也還好。」

　　結果檢查報告出來，林先生有 SSA、SSB 的抗
體，從唾液腺、淚液檢查，功能都比較差。林先生
的檢查都已經看到功能明顯變差，顯示病已有一段
時間，可是病人還是感覺還可以沒有覺得有什麼嚴
重的症狀。林先生比較特別的是開始治療後服用奎
寧跟類固醇，兩、三個月後他的隱球菌感染就開始
改善，半年後就再也測不到隱球菌的感染。

　　這個案例其實告訴我們：

　　乾燥症有時候是被忽略的，疾病進展慢慢來，
也因此讓林先生得到感染。如果整個過程來看，他

應該是先有乾燥症，後來才得隱球菌感染，因為風濕免疫病使免疫失衡，結果感染就一直好不了，而不是先得隱球菌感染後才變成乾燥症。所以感染在乾燥症有可能因免疫失衡無法完全清除最後的殘餘病菌而持續，但因乾燥症症狀輕微進展緩慢不易自覺而被忽略。

免疫調節藥物，是不是會讓抵抗力更差

風濕科現在用的免疫調節藥物，主要是把病人不正常過度反應的免疫系統校正回來，而不在於把免疫系統打趴！我在與病友分享案例時，很多人會擔心林先生都隱球菌感染了，我們還用類固醇之類的藥，是不是會讓他的免疫系統變得更差？

事實上，用了奎寧、類固醇後，是讓林先生把他不正常過度反應的免疫系統校正回來，所以他的抵抗力反而逐漸回到正常，就能夠把殘餘的隱球菌

感染清除掉，讓他完全回到正常。這個案例傳遞一
個重要的觀念：

　　我們的免疫系統，對於外來有害物質或者病
菌，最主要的功能是防衛，尤其是在疾病初期！

　　一個感染的發生，主要是入侵的病原菌有多
強？有多少？如果超過一個程度，其實不論個人的
免疫系統如何，還是會被感染。但如果病原菌的量
不是很大、不是很毒，免疫系統就可以保護個人免
於受到感染。

　　所以當一旦被感染，便表示個人的免疫系統是
不夠用於自保、或者被破壞掉了。不論免疫系統本
來是不是正常，面對大舉入侵的細菌、黴菌、病
毒，就得用藥，利用抗生素去治療，所以一旦感

染，免疫系統當下能扮演的保護力就是不足，這時候一定得借助其他的抗微生物藥物，來助一臂之力。

免疫系統不平衡
會讓感染一直拖著好不了

在感染最後的戰場清理這方面，免疫系統平衡不平衡就很重要。像林先生的案例，當用藥後把大部分有害病原菌、微生物清除以後，剩下最後的收尾，就得要靠病人自己的免疫系統。

當個人的免疫系統不平衡，常常感染就一直拖在那裡，無法完全根除。所以健全平衡的免疫系統經由兩大步驟來保護個體的健康，當碰到病原菌時，免疫系統在感染的初期清除阻斷避免感染的建立，例如小便有細菌時避免成為泌尿道感染，至於感染後病人要能完全復原，免疫系統則扮演最後的

終結清理角色。

黏膜抗體
讓女性反覆發生的陰道炎、尿道感染

像有些女性常常反覆尿道感染、陰道炎，這也跟上述道理類似。30 歲的周小姐一直在陰道炎、泌尿道感染，婦產科建議她來看免疫科，以確診免疫系統是不是有問題？到了風濕科，風濕科醫師一聽描述，再看周小姐病歷也沒得過什麼嚴重的感染，風濕科醫師覺得她有乾燥症的風險是存在的。經過各種檢查，發現她有黏膜抗體，再進一步檢查，發現周小姐的唾液腺功能、淚腺功能相對不足。

很多病人，會把乾燥症只侷限在眼睛乾、嘴巴

乾，其實乾燥症與外分泌腺體有關，對全身的皮膚黏膜都有影響。所以也會有腸胃道、食道、陰道……問題。

像周小姐因為乾燥症，受影響的位置在陰道，造成保護性的腺體分泌功能不足，以至於導致她反覆感染。經過乾燥症與調整抗體的治療後，發作的頻率就明顯減少，周小姐不再像以前，每個月都得向醫生報到。但她也沒完全好，因為疾病已經進展了一陣子，即使經過治療還是有留下功能不足的地方。

乾燥症，是相當需要去重視的疾病，因為在臨床上與日常生活息息相關，但症狀輕微進展慢，很容易被忽略。尤其是初期，大家幾乎都不自覺的藉由調整生活習慣或模式代償那些潛在的身體不舒服，所以也就不太會主動去看醫生。

破壞全身皮膚黏膜的乾燥症

乾燥症是非常容易被忽略的疾病，乾燥症在臨床上大概分成原發性跟次發性兩種。在國外早期從風濕科或一般內科門診有一些統計，顯示原發性乾燥症約 2%-3%，而次發性乾燥症盛行率高達三成以上。

原發性乾燥症

通常有特定的抗體，比如像 SSA 抗體、SSB 抗體，是病人本身就有乾燥症抗體，所有的疾病表現是以乾燥症為主軸，再附帶併發出其他器官組織的病變。

次發性乾燥症

因為其他的風濕疾病導致乾燥症發生，幾乎大部分的風濕病都可以併發乾燥症，但因乾燥症的症狀很容易被忽略，所以乾燥症的病人通常不會很早就去尋求治療；如果沒有其他的風濕病在看診，乾燥症是可能會被忽略。在一般統計裡，病人開始有乾燥症症狀到真的被確診，常常是延遲了六到十年左右。

乾燥症的症狀幾乎都是慢慢來
病人常是到不能忍了才會看診

就像關節方面的問題，乾燥症也一樣，當病人不能忍再來看病時，幾乎都很難再完全回復，因為長久累積的破壞常常已經是不可逆了。

原發性乾燥症的比例其實沒那麼多，次發性乾

燥症是任何免疫風濕病都可能有的問題，甚至有些腫瘤也會併發乾燥症，有些藥物也會引起乾燥症，但我們講的次發性乾燥症，大部分是其他免疫系統的疾病所導致的乾燥症。乾燥症在一些醫學中心曾經統計過：

原發性乾燥症，在一般內科或者在風濕科，診斷的比例 2%-3% 左右，就是沒有那麼大的差異。但對於次發性乾燥症，就是因其他免疫風濕疾病引起的，這在風濕科跟一般內科就差非常多。在風濕科的保守估計，起碼三成或更多的病人，都有次發性乾燥症，可是在一般內科，可能就還是只有 2%、3%，比例相距非常遠。主要是風濕科比較會去注意篩選病人是否有乾燥症，或者會去詢問病人忽略的症狀。

乾燥的症狀最常見的是眼乾、口乾，因為眼乾、口乾是最容易出現或感受到，但並不是只侷限

於口乾、眼乾，只要是全身的皮膚黏膜都可以有乾燥症。

乾燥症是外分泌腺體因為免疫失衡而被攻擊，所以沒辦法分泌足夠的津液去保護黏膜。為什麼很難被診斷？因為患者會在不自覺中改變生活習慣因而被忽略。

比方口乾，在門診時會問病人：「你會不會口乾？」病人常直覺回說：「我喝很多水。」但不會多想「為什麼會要喝很多水？」病人會藉由生活型態的調整、去代償身體的不舒服，而不會直接去感受身體不適的存在，而這些生活型態的轉變通常是不經意的行為。像很多病人吃飯非要喝湯或不停搭配

飲料入喉；又如有人開始不太喜歡吃糕餅類較沒水分可幫忙吞嚥的食物。有病人會奇怪「以前很喜歡吃蛋黃、吃麵包，但越來越不喜歡。」原因包括容意噎到、黏在口腔不方便吞嚥。

慢慢的味覺開始跟著改變，喜歡吃喝些刺激性的飲食，正因為乾燥症是慢慢來，所以病患會用很多的行為調整去減少不舒服，幾乎不會去多想，以至於乾燥症為什麼會容易被忽略。等到病人哪天受不了來找醫生看診時，多半已經嚴重影響到生活，不得不就醫了。因此乾燥症的症狀，病人真的很難拿捏，而警覺性的衛教提醒也並不普及。

乾燥症，也會常常咬破嘴

當懷疑有黏膜乾燥或黏膜的病變的時候，就可能要考慮來風濕科檢查。任何風濕病久了，都可能會有乾燥症，在門診便有病人是僵直性脊椎炎，訴

說他會嘴破；就一般認知嘴破再常見不過了。因此當有病人單說嘴破，醫生常會忽略、不會加以查證：「為什麼會嘴破？」但風濕科門診的醫師則會追問，結果病人回答說：「吃東西常常就會咬到。」

　　其實嘴破在風濕科也是常見的臨床表現，是疾病本身或併發症所引起，如紅斑性狼瘡、貝西氏症、乾燥症都會嘴破，但背後原因不一定相同。譬如乾燥症可因黏膜受損而嘴破，也可因併發口腔黴菌感染而嘴破。

　　這時有些人也許會覺得：「吃東西不專心，難怪會咬到。」但病人是個四五十歲的中壯年人，應該沒這麼不靈光，追查起來就是乾燥症惹的禍。

　　我們的唾液腺，分成幾個大唾液腺跟許多小唾

液腺，以口水來說，有一部分是水溶性的分泌，裡面大部分就是蛋白質、一些抗體、一些抑制細菌的酵素等等，具有保護效果。有一些是分泌黏液性的口水，是與口腔潤滑有關的。

當開始乾燥時，唾液腺不足，分泌的量不夠用，潤滑效果就改變了，更重要的是如果口水太乾，很多人會覺得喝水就好，雖然口水裡面 99% 是水，只有 1% 是這些酵素、蛋白質，這些抗菌抑菌，還有黏液，因為乾燥症口水不只量減少了，連質也改變了。因此 99% 的口水是水，可是光喝水，就是沒辦法去補足這 1% 極其珍貴的水溶性分泌原素。

乾燥症
無法完全靠喝水去彌補

　　當病患的口水品質改變了，影響真的很大，卻
又很容易被忽略。門診曾經碰過女性病人，反覆泌
尿道感染、陰道發炎，婦產科要她轉診免疫風濕科，
覺得她的免疫力有問題。經我們一問，覺得應該不
是免疫力有問題，而是病人她「有沒有乾燥症」？

　　因為乾燥症的波及，是全身的黏膜都會受到影
響，經檢查後，發現病人有抗黏膜抗體，再做唾液
腺檢查、淚液腺檢查，證實她的外分泌腺體功能是
有受損，腺體黏膜保護不足，導致她以前每個月都
在看婦產科、每個月都在發炎，可是當針對乾燥症
治療以後，雖然她現在還是有症狀，偶爾還是會去

看醫師，但頻率已經降到非常低，病人覺得生活品質改善了很多。

　　這個個案，其實就是因為乾燥症，導致黏膜的保護不足，就會容易反覆感染。當口腔黏膜出現問題也是一樣會造成口乾，乾燥症是屬於全身性的疾病，如果輕忽不治療，拖到一個程度就回不來了。像有些病人睡到半夜，因乾燥不舒服而中斷睡眠，有些人幾乎早上起來嘴都是沒辦法張開的，因為太黏了、就沾住了，其實口腔乾到這種地步，晚上睡眠品質也會受影響，不能好好休息，對健康就是另一個衝擊。乾燥症並不像想像中無所謂、多補充水分就可以了，一開始乾燥症以後，不只分泌的量減少，連質都改變，並沒有辦法完全靠喝水去彌補。

乾燥症病人的自我警覺

　　如果有段時日，自己發現喝水頻率變多了，或

者消化能力變不好、或者休息品質變差，其實都要有所警覺，乾燥症一旦到一個程度，最常見典型的兩個併發症就是「口腔黴菌感染」及「蛀牙」。

口腔的黴菌感染

因為口腔中有正常的菌落，這些常駐菌有助於口腔的健康，當口水正常的時候，這些細菌是會維持正常運作，可是當口水量不足夠，同時口水品質也改變，正常的細菌種類就改變了，變成有些致病菌族群變多，最常見幾乎就是口腔黴菌感染，或口腔念珠菌感染，這在乾燥症是非常常見的臨床表現。

因此一旦碰到口腔黴菌感染，尤其是反覆感染，就要想是否有乾燥症？因為一般人其實不會那麼容易一再被黴菌感染，最大可能就是口水品質改變。乾燥症因為口水品質改變，所以黴菌長得也不太一樣，一般口腔念珠菌感染，像化療的病人，他

們常常都是一看就是很多都是白色的斑塊；但乾燥症的病人，因為口水改變了，所以看起來不是那麼典型的白色，會有些接近黏膜的顏色而容易被忽略，或被認為只是單純口腔潰瘍。

嘴角炎一直好不了

乾燥症的病人也常常碰到嘴角炎一直好不了，很多人都誤認為就是維他命不足，其實乾燥症也會，那就是黴菌感染，因為太乾了讓嘴角沒辦法保持足夠的濕度潤滑，就會長黴菌，所以整個口腔內外的黴菌感染，也是乾燥症非常重要的症狀之一。

黴菌感染有時候會被忽略，就是常用嘴破來表現，有些病人常常嘴破，結果訴諸黴菌用藥就好了，那便表示因為是黴菌所造成黏膜的潰瘍；所以當有這些症狀的時候都要注意。曾經有一位阿婆病人，因為口腔太乾了，味蕾受損，味蕾受損在哪一

個味覺區塊，感覺到味道就是不同，可苦可鹹等
等，像阿婆就覺得吃什麼東西都很鹹，覺得家人都
不重視她，年紀這麼大了老是煮這麼鹹的東西給她
吃，是安了什麼心！

　　因為口腔太乾導致的味蕾受損，及早治療後是
會改善的，但要是拖太久不就醫，味蕾受損嚴重、
即使改善口水都無法再恢復完全，還好阿婆經過治
療後改善，不止身體健康好轉、心情也愉快了起來。

牙齦品質不好、蛀牙

　　另一個乾燥症最常見的併發症是蛀牙，在我們
的口水裡有很多成分會抑制蛀牙菌，如果臨床上發
現當病人牙齦品質不好，又容易會蛀牙，可能就是
口水不足。食物清除不乾淨，很容易就沾在特定的
位置，像乾燥症的病人很容易在牙頸部出現蛀牙，
然後牙周品質也不好，當發現自己怎麼有了這些現

象，就要注意有沒有乾燥症。

　　像有些病人年紀輕輕牙周很差，這時候牙醫師都要考慮有沒有可能因為乾燥症，導致容易慢性牙齦發炎，在門診我們甚至可看到才三十幾歲的病人牙齒就搖得厲害。

　　以前大家都比較不知道這些問題的存在，但現在有些牙科醫生會叫病人到免疫風濕科看診做檢查。如果才三十幾歲，牙周就很糟、牙齒狀況很差、牙齦都在退縮，就明顯不太對，這可能都跟乾燥症有關。

　　最主要就是當乾燥症發病的時候，口水不足，蛀牙菌就更容易長，沒有辦法讓口水把這些食物沾黏物清除，就更容易蛀牙，再加上口水不足，有些

人會更想吃喝比較刺激性的東西來促進口水分泌，滿足味蕾，減少口乾症狀，但這些行為其實就更容易造成蛀牙、讓口腔衛生更糟。

有些病人不自覺的行為模式改變，可能會去加重乾燥症對健康的衝擊，乾燥症不像我們想像中那麼沒事，除了常見的口腔不適外，就是淚腺的侵犯。

眼睛乾到不行

因為淚腺很小，一旦被破壞後很難回得來。

影響睡眠

很多病人乾燥症久了，頭髮如枯萎稻草、皮膚乾燥……情緒低落，身心都受煎熬，嚴重影響睡眠品質，加上整夜要不斷起來喝水，水一喝多就得尿尿，有睡等於沒睡一樣。

　　沒了口水中僅有的 1% 珍貴蛋白質、酵素及抗體等的保護效果，喝再多水沒兩下就從小便排出去了，只是多製造生活中的不方便，而不是真正解決口乾舌燥問題。乾燥症如果能釐清病因，及早治療，讓它不會再進一步破壞。

　　如果乾燥症已經破壞到一個程度，現在也有改善腺體分泌的藥物可以吃，目前有兩種可以幫助口水分泌的藥物可以選擇，這些藥其實不是只促進口水量的增加，更重要的是同時改善了口水的品質，恢復口水原有的機能，是真正去解決問題。除了促進口水分泌的治療外，還需確診乾燥症的成因，才能避免乾燥症腺體以外的其他器官侵犯。

環境濕度，乾燥症病人得注意

　　乾燥症改善腺體分泌的用藥現在有兩種，一種就是「舒樂津」，一種是「愛我津」，目前來講只有這兩個藥物可以更有效地促進口水的分泌，減緩口乾症狀。當我們口水減少導因於免疫系統的破壞，其實不只腺體會受損破壞，連調控腺體分泌的神經都可能受損，才讓這個腺體更容易一損再損，而且這腺體受損、被破壞後就會不見，逐漸被其他的結締組織取代，因此破壞後的治療也無法復原。

　　乾燥症病人久了之後，常會抱怨醫生也沒什麼可以做的進一步治療，最主要是腺體破壞的不可逆。有些研究證實：乾燥症的破壞不只腺體，包括

了來源神經，就是調控腺體的神經等。如果用這些促進口水分泌的乾燥症藥物，其實是可以減少神經的破壞，進而減少這些腺體的破壞。像很多病人會擔心：「一直用這些促進口水分泌的藥，最後這個腺體會不會就過度使用就不見了？」

這些用藥其實除了保有腺體的分泌功能外，也會減少這些腺體的破壞，「舒樂津」、「愛我津」的治療，不僅促進腺體分泌，藉由神經功能改善減少腺體破壞、組織受損，減少自體抗原的暴露，也有助於免疫疾病的改善與穩定；可以讓整體的療效加成。

但這兩個藥物比較大的缺點，是因為跟副交感神經有關，有的人會盜汗得很厲害，會容易覺得人比較虛、會心悸。兩個藥物其實滿類似，但舒樂津較短效，心悸、盜汗較明顯。但因為畢竟是同類的藥物，所以副作用是差不多，有的只是作用強弱及療效長短可能會有一點差別。

　　病人個別的感受也是不一樣，有些病人比較喜歡這個藥，有些病人比較喜歡那個藥。愛我津除了促進口水的分泌、減少唾液腺破壞外，對蕈鹼類受器 M1 也有作用，可以有部分的神經保護效果，進而可能減少老年癡呆（失智）的風險。

　　愛我津、舒樂津主要是副交感神經的刺激作用，流汗大概是最大的副作用，有些病人也會心悸，流汗多了當然更容易心悸。一般來說用藥會看病人的耐受度，建議病人如果真的流汗太厲害，初期可以先用一半的量（每次半顆）開始，再慢慢增加，這樣通常耐受性相對會比較好。

　　因為有這些副作用，有些病人會覺得反正沒吃藥靠喝水也能撐，但我們有時會跟病人講，用這藥不只改善口乾的症狀，更主要是減少破壞，唾液腺破壞太多以後，會有一些併發症是不可逆的。

　　這兩個藥相對比較貴，所以健保有門檻，病人

要唾液腺、淚腺都受損到一定程度，健保才有給付。除了這兩個藥物以外，像化痰的藥物有些機轉也可以稍微緩解乾燥的症狀，其中部分來自於腺體分泌增加帶來的水分，因此要化痰，最好的其實就是生理食鹽水。幾乎所有化痰藥物都可以用於治療乾燥症，因為這些藥物都有部分療效可以增加腺體的分泌作用。

很多乾燥症的病人會有異物感，會有乾咳，其實就是因為腺體分泌不足，無法順勢帶走清除，因為太乾燥而有殘餘的分泌物停留在局部。化痰的藥除了少數真的可以有些分解化痰的效果，大部分都是藉助促進腺體的分泌來達到化痰效果。所以大部分的化痰藥也都可以用來治療乾燥症，同時一般化痰藥比較便宜，健保在這方面比較沒有設限，對於乾燥症是一個替代選擇；而那兩個效果比較好的藥，健保則有一定的給付門檻。

保持足夠的濕度，避免太乾燥的環境

對乾燥症病人來說，非常重要；像現在氣候異常越來越熱，不得不冷氣吹整天，但是冷氣環境中都會更加乾燥。

乾燥症病人就得為環境保濕加水，我們建議，真的太嚴重的病人，可能要去買加濕器。乾燥症病人唾液腺等腺體分泌不足是相對的，因此在越乾燥環境，受限於受損腺體功能的極限，能提供保護的腺體分泌就相對更不足。

乾燥症病人一般環境濕度大概都要維持 70%-75% 才比較合適，60% 以下的濕度對很多乾燥症的病人來說，可能太乾，會產生不適或者一些副作用。有些病人晚上睡覺，我們會建議在床頭掛條濕毛巾，濕度相對就比較好一點。

不少病人會反問：「臺灣的環境濕度已經很高了

啊？家裡都有地方發霉了。」

　　很多人都覺得臺灣濕度很高，但是其實如果真的去看，濕度高常常都是在某些角落。以房間來說，不是每個地方都是潮濕的，會長霉的就那幾面牆、通常水氣流動從浴室、廚房到某些角落，尤其是面對浴室、房間的對角是最容易潮濕的地方。浴室、廚房對出去的遠端，其實就是最容易潮濕的，因為濕氣會一直飄，順著氣流走，飄到牆壁阻擋才停止。所以有時候很多人都覺得家裡會發霉，但可不一定「就是很潮濕」。

　　看長霉處，就知道原來家裡的這些地方最潮濕，不見得是每一個地方都一樣潮濕；生活周遭空間，常是房間中央有時反而是偏乾燥的。如果擔心

家裡潮濕，我們會建議：不在家的時候除濕，在家時盡量不要。有些病人睡覺會覺得更乾不舒服，會建議他在房間或床頭掛濕毛巾後，環境濕度就會改善。

　　每當問病人：「你家濕度夠不夠？」

　　有些病人會說：「我家一除濕，就除出很多很多水。」

　　其實濕度再低除濕機還是可以除出水來啊，若以此判斷可能不準。」

用掛濕毛巾來測家裡是乾還是濕

　　家裡掛濕毛巾就知道家裡是乾還是濕，這還滿準的；如果濕毛巾很快就乾了，就表示家裡濕度相對是不足。為什麼掛濕毛巾，之前都會請病人在床頭擺杯水，但有時候病人擺水的容器開口不夠大，

蒸發面積就有限，對濕度提升就有限，一般我們在用的洗澡毛巾就可以，不必去掛到浴巾那麼大條。

如果掛了沒多久毛巾很容易就乾了，就表示這房間的相對濕度、或周遭濕度是不夠的。像有些病人經過提醒之後，他在家不除濕，或掛條濕毛巾來改善濕度，乾燥不適真的就改善很多。之前越除濕、越乾咳不斷，問題就出在相對濕度不夠。夏天開冷氣，冬天如果開電熱器或暖氣，也是要掛濕毛巾，起碼濕毛巾可以調節周遭的濕度。

第五章
間質性肺炎

肺間質

間質性肺炎，是肺間質慢性發炎的疾病；其實是個統稱，許多肺部的疾病表現，都會被歸在間質性肺炎。

肺部有肺泡，中間有一些血管、結締組織分布，這些就叫「肺間質」；乾咳、喘，是肺間質病變最容易出現的症狀。

間質性肺炎，涵蓋了許多不一樣的肺部疾病，

包括感染性疾病、環境或職業暴露疾病、免疫風濕病、原發（或特發性）疾病等。這些疾病常有類似的臨床表現，影像學 X 光或電腦斷層的變化，生理或病理病灶等等，便被歸類在一起。而「間質性肺

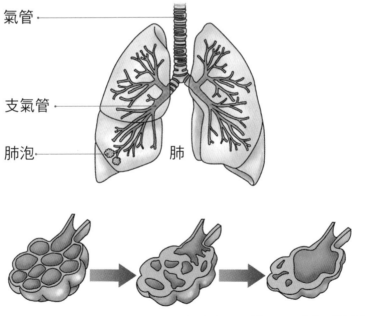

氣管

支氣管

肺泡　　　　　　　　　　　　　　　肺

正常間質構造　　初期間質性肺炎　　進行惡化間質性肺炎

炎」這個名稱，主要是反應病灶的部位主要在肺間質，但並不只侷限在肺間質，常常肺泡、氣管也會受波及，甚至整個肺部都會受影響。

　　和乾燥症一樣，病人對疾病本身常不易察覺；要是發現自己怎麼變得容易「喘起來」，病人通常會限制自己的活動量，或覺得最近是不是太胖了？或覺得年紀大了，所以動不動就有點喘；或者覺得人老體力沒那麼好，會藉由減少活動來緩衝，而不見得會想到要去看醫生。

　　如果肺間質有任何的病變、比方慢性發炎，就統稱是間質性肺炎。間質性肺炎其實是涵蓋很多疾病，只是因為有類似的臨床表現、影像學表現、臨床症狀，還有些類似的病理病變，所以被歸在一起，稱之為「間質性肺炎」。

一般常講間質性肺炎，就是肺泡以外的組織發炎，但是這些病變有的也會影響肺泡或氣管等，甚至整個肺部都有可能會受影響，而間質是疾病開始主要的病變來源所在。

間質性肺炎涵蓋的疾病有可能都是不一樣的病因、不一樣的疾病，譬如感染，有些是病毒的感染，或有些是細菌如卡氏肺囊蟲或非典型感染，或是黴菌感染如隱球菌，也會導致肺間質的發炎，這些都是感染所造成的。

有些化學物質的暴露，像空氣污染有時候也會造成類似間質性肺炎，早年像礦工因暴露於二氧化矽形成的塵肺症也是。另外有一部分病人是找不出原因，可是肺間質就一直在發炎，稱為「原因不明的肺間質發炎」，或者稱之為「原發性間質性肺炎」。

現在有一部分的間質性肺炎被研究出，是與免疫系統有關，但是不同的免疫系統疾病，會導致間質性肺炎或者肺部纖維化的表現又不完全一樣。在自體免疫病裡面，比如像類風濕性關節炎、乾燥症、全身性硬化症、紅斑性狼瘡等不同的疾病，發生間質性肺炎的比率跟表現，就是不太一樣的。

間質性肺炎如果沒有相關的疾病，以前翻譯成「特發性」或「原發性」的間質性肺炎。現在如果跟免疫系統有關的稱為「結締組織合併的間質性肺炎」，但臨床來說，比較常見的大概就是類風濕性關節炎、硬皮症、原發性乾躁症、多發性肌炎或皮肌炎，全身性紅斑狼瘡等其他的風濕病，其實比較少間質性肺炎。

間質性肺炎病人
感染風險比較高

　　原因是這類病人肺部的「保護機制」比較差！間質性肺炎，像類風濕性關節炎、乾燥症這些病人，如果疾病沒有控制好，長久累積下來就容易會併發間質性肺炎，但也有部分人，間質性肺炎是風濕病的第一個表現。

　　如果病人有免疫風濕病不自覺，時間久了，病情發展出間質性肺炎，出現了乾咳、喘。這些風濕症病人，間質性肺炎是自體免疫病的第一個表現，

所以當病人有間質性肺炎的時候，要去細查免疫系統有沒有異常？

因為原發性肺纖維化、間質性肺炎，沒有其他潛在的疾病可以治療，現在已經有些抗纖維化藥物可以使用。間質性肺炎的治療，主要就是避免或阻斷病人發生不可逆的肺纖維化。不過對風濕病患而言，光減少纖維化防治是不夠，還要改善禍首源頭的免疫系統，不然疾病即使用了抗纖維化藥物在治療，間質性肺炎可能還是在繼續進展。

間質性肺炎與免疫風濕病

除了類風濕性關節炎以外、原發性乾燥症、硬皮症（全身性硬化症）、皮肌炎、多發性肌炎，都是最常好發間質性肺炎的風濕病。

硬皮症，分瀰漫性及侷限性，兩者臨床上都容

易有雷諾氏症，主要是皮膚結締組織逐漸纖維化變硬，加上微小血管病變。間質性肺炎及肺動脈高壓是硬皮症預後最不好的兩大併發症，其中瀰漫型較多間質性肺炎，侷限型較多肺動脈高壓。

　　皮肌炎或多發性肌炎是免疫造成的發炎性肌肉病變，皮肌炎則是多了皮膚的病變，最典型的兩個皮膚表徵是 Heliotrope sign（眼眶周圍尤其是上眼皮有淡紫色的斑），及 Gottron sign（紅色或紫色的皮膚丘疹，通常在手指關節背面）。臨床上有許多亞群，其中部分好發間質性肺炎，近年更有一些特異性抗體可應用於臨床亞群的診斷及預後的評估。

　　間質性肺炎在風濕科分很多種亞型，與潛在或原發疾病有關，如硬皮症或皮肌炎等，近年來因免疫學進展，在免疫風濕病，尤其是皮肌炎，有各種不一樣的自體免疫抗體可以檢驗應用，其

中有些自體免疫抗體與臨床表現關聯性非常高，例如 MDA5 抗體，會導致間質性肺炎在皮肌炎族群中進展惡化非常快，可以在幾個禮拜甚至在幾天內，肺部就嚴重發炎，嚴重破壞到不堪使用。大部分的間質性肺炎在風濕科是慢慢來的，像類風濕性關節炎、或原發性乾燥症、或全身性硬化症，可能是很多年、很多年慢慢累積而成。

有的時候，病人會等到症狀很明顯了才看醫生，尤其是像硬皮症或全身性硬化症，有很多病人，從免疫系統發病後皮膚開始有病變，病人其實不一定會去就醫，因為病情沒在他生活上造成太明顯的影響。等到他開始有喘，有乾咳，逐漸變厲害了，他太不舒服了才會去就醫。以免疫系統疾病來說，大部分病人是先肺部慢性發炎，久久以後才會變成纖維化。

風濕病，結締組織病合併的間質性肺炎，有時候是會被忽略，除非像皮肌炎、多發性肌炎，病程

進展得很快，病人就不得不就醫，才會被診斷出來。如果像原發性乾燥症、類風濕性關節炎等慢慢來的，有時候等發病、有症狀了，才做肺功能檢查等等，病人的症狀都已經相對嚴重了；這部分在免疫風濕疾病，有些是容易被忽略掉。

比較麻煩的是有些病人初期是肺發炎，當因為發炎破壞之後，常常就慢慢纖維化，那等纖維化後有症狀了，再看醫生，有一部分的破壞再怎麼治療也是回不來的。因這幾年來治療的進步，肺纖維化的問題越來越被重視。以前常有病人已經肺纖維化了才就醫，即使再積極治療，可能在兩三年內就走到肺衰竭末期了。

現在的醫療當然是希望如果病人有機會治療，看能不能改變病程，不過要強調的是，一開始還是在發炎時就及早就醫，是比較可以治療，比較有機會可以復原，等到肺纖維化了，能治療的空間就相對有限。

間質性肺炎的表現

　　在類風濕性關節炎併發間質性肺炎臨床研究上，不管哪一種病變形態，越早治療預後越好。這是與原發性肺纖維化最大不同，原發性間質性肺炎預後常取決於病理病灶型態。

　　這幾年比較進步的就是：開始有可以減少肺纖維化的藥，讓病人不要纖維化進展這麼快。以類風濕性關節炎來說，之前有些統計顯示若病人做切片，就是用病理去診斷大概有 80% 左右的類風濕性關節炎的病人都有間質性肺炎，但臨床上需要治療處置的，大概是 10% 到 20%

　　因為免疫風濕病合併的間質性肺炎，常常是慢

慢進展，症狀輕微或沒特異性，不易早期發現。最主要還是看病人自己的耐受警覺，有時候病情真的是比較輕會被忽略掉。就像乾燥症一樣，病人如果體力各方面還好，也不見得會喘；可是等開始覺得喘或體力不行，病程可能就已進展一陣子了，因此早期診斷結締組織病合併間質性肺炎，或肺纖維化，仍是挑戰，近年來也越受到重視。

　　間質性肺炎的臨床表現，慢慢的從呼吸不順、氣促，或覺得喘不過氣來；通常都是先從日常活動中，覺得又沒費勁去做什麼，動不動就喘不過氣來。

　　有些病人會說：「平常走路還好，但一開始爬樓梯就會覺得有一點吃力，或比較容易喘。」這樣的狀態，會隨著時間從間歇到持續，越來越明顯，也越嚴重；還有一樣明顯的表現是「沒有痰的乾咳」。

間質性肺炎的病人，漸漸在活動時覺得氣促或者氣不順，到持續性的乾咳，沒有痰的乾咳，是最常見的。間質性肺炎裡有痰的咳嗽是非常少見的，大部分都是乾咳，是沒有痰的乾咳。

　　在很少的情況下病人可能會有一些黏液，反而是間質性肺炎的病人，如果會有黏液或者是有痰的咳嗽，可能要注意有沒有其他的病變或感染。

　　其他的病變，如果比較明顯可以從 X 光看得出來，但是間質性肺炎的病人，大部分是片子看起來就是有比較多線條、比較髒，通常要進一步做檢查。如果懷疑病人有肺纖維化，除了肺功能及影像檢查，最重要是釐清有無潛在疾病。一般來說，肺纖維化最常見的疾病是硬皮症（全身性硬化症）；再來就是類風濕性關節炎、原發性乾燥症、皮肌炎、

多發性肌炎，這些都是比較容易產生間質性肺炎的
免疫風濕病。

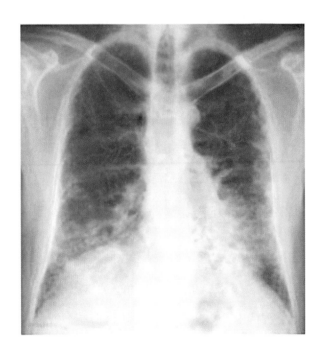

↑ 兩側肺下葉瀰漫性浸潤間質病變（X 光片）

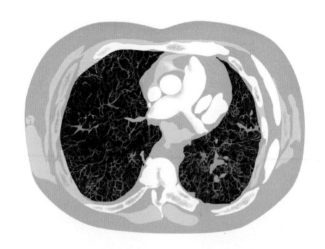

↑ 肺塌陷、毛玻璃樣：支氣管擴張等
彌漫性間質病變（電腦斷層）

　　全身性硬化症，或者硬皮症，在疾病被診斷出時，在日本會做電腦斷層去篩檢，在臺灣，健保沒有辦法做這樣的篩檢，但是如果有持續性的乾咳，覺得體力負荷比較差、氣常會覺得不夠、容易有一點微喘，就要跟醫生講，以臺灣來說，最常用的就是做肺功能，尤其是一氧化碳通透性的檢查。

一氧化碳的通透性檢查

　　一氧化碳的通透性檢查，是間質性肺炎滿敏感的檢查，可以在很早期就看到肺功能有沒有問題，因為一氧化碳是最容易穿過肺間質組織的氣體之一，比氧氣更容易穿過；同時一氧化碳與血紅素的結合力，是氧氣的 200 倍以上，因此進入人體後不易再釋出，可應用於肺間質病變的評估，但也因結合力強，所以才會有一氧化碳中毒的問題。如果一氧化碳通透性檢查真的有問題，醫師會進一步再做肺部電腦斷層，目前所用是所謂的「細切」，就是每層間距 3-5 毫米的高解析肺部電腦斷層。

　　「細切」可以初步看肺部發生了哪一種病變，

如果有肺纖維化病變，就一定要積極治療。如果電腦斷層還沒有那麼明顯的病變，或者病人原本就有一個自體免疫病，當有肺功能異常，卻沒有看到明顯的其他結構性變化，通常是在疾病的較早期，建議要做積極治療。如果沒有找出肺纖維化的相關免疫風濕病，因為肺纖維化病因非常多，包括感染、各種化學物質的暴露……像之前的塵肺症，矽化合物、石綿等也會肺纖維化，一些感染，比如肺囊蟲、巨細胞病毒等都可能會造成肺纖維化，因此還是要盡可能釐清，因為牽涉到後續的處置。

　　所以在這種情況下，如果有這些不能完全排除的病因，就要做肺部的切片，從肺部切片進一步來鑑別診斷。肺部切片是比較敏感、客觀準確的檢查。比如像類風濕性關節炎的肺纖維化，有些肺部切片發現高達 80%-90% 的人，可能都有一點肺纖維化；但是臨床上有意義需要處置的病人，大概只有

10%-20%。但在自體免疫病或者風濕病這一塊，如果一旦知道肺纖維化，排除掉其他原因，一般還是建議盡早治療，因為雖然肺纖維化可以分成很多個亞群，不同的亞群對於治療的反應跟預後可能不太一樣，但在免疫風濕病預後最重要的決定因素，還是治療的早晚。

　　預後與肺間質病變亞型有關的證據，還是在原發性肺纖維化族群，在自體免疫疾病這一領域，預後最關鍵的變數是治療的時間點，不管哪一種亞型，越早治療就是預後越好。硬皮症如果早期治療，預後有的時候還比類風濕性關節炎好，因為類風濕性關節炎的常見病理型態跟硬皮症是不太一樣，但不管哪個亞群，越早治療都是越重要的。

間質性肺炎跟空汙越來越嚴重是否有關

　　這可能也是個原因，空汙的微粒也是會導致人

體內容易慢性發炎的誘因之一，因為生活中越來越多的食物汙染、過度精緻、各種化學有機物質暴露、個體壓力越來越大。比較要強調的其實是，病人的喘或乾咳初期常慢慢來，接著才逐漸變嚴重，所以在初期有時病人會忽略，會用各種的理由來解釋他開始覺得氣促或氣不足。比如他覺得年紀大了，所以體力變比較差、最近太累了、變胖了、或者以前曾經有些器官病變的問題等等，來自我解釋。但是只要是持續性的乾咳、氣促，可能就要提醒醫生注意，先做篩檢。

乾咳

持續性乾咳在日常生活中本來就不常見，如果越來越厲害，或者持續幾個禮拜都不會好，就要注意了。

感冒有時候會乾咳，但大部分的感冒是有痰的；比方細菌感染，都是有痰的。比較重要是有些病人會用其他身體狀況來解釋他的症狀；病人因為隨著時間年紀大了，體力差了，或者肥胖了，所以他的活動量自然會減少，反而忽略了呼吸是不夠用的影響。

有時候身邊的親友會提醒病人要注意身體狀況，等別人發現不對了才有所警覺、認真看待生病，那樣都太慢了，但很多病人都拖到這時才開始看診接受治療。像硬皮症初期也不會那麼明顯，像類風濕性關節炎，若能及早治療，相對疾病或併發症風險就比較小。

不管是間質性肺炎，或乾燥症，常常都容易用乾咳來表現，可是有些人常常這樣咳、咳、咳，或

清喉嚨，但久了也習慣了，不覺得有什麼大問題。咳了一段時間，聲帶也沒有受影響，講話也沒有受影響，既然不影響生活，病人自己也就沒什麼自覺；可是等到連聲帶都有受影響，那乾燥程度就變得更厲害了，因為聲帶可能已經水腫或有結節，導致聲音變沙啞。因此如乾咳、氣促等輕微症狀，若持續沒有緩解，即使再輕微，也要嚴肅看待！

國家圖書館出版品預行編目（CIP）資料

謝松洲談免疫風濕病:類風濕性關節炎
與乾燥症／謝松洲著-- 初版. --
臺北市：大塊文化, 2019.12
　　面；　公分. --（Care ; 67）
ISBN 978-986-5406-37-0（平裝）
1.自體免疫性疾病　2.保健常識
　415.695　　　　　　　108019206

CARE

Good Care ,
Good Living

CARE

Good Care ,
Good Living